Christina Mundlos
GEWALT UNTER DER GEBURT

Christina Mundlos

Gewalt unter der Geburt

Der alltägliche Skandal

Tectum

Christina Mundlos
Gewalt unter der Geburt.
Der alltägliche Skandal
Tectum Verlag Marburg, 2015
ISBN 978-3-8288-3575-7

Lektorat: Christina Kruschwitz
Serviceteil: Sabine Borhau
Umschlagabbildung: Alexandre Cabanel: Die Geburt der Venus, 1863
Druck und Bindung: CPI books GmbH, Germany

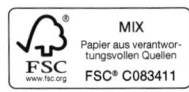

Besuchen Sie uns im Internet
www.tectum-verlag.de

Bibliografische Informationen der Deutschen Nationalbibliothek
Die Deutsche Nationalbibliothek verzeichnet diese Publikation in der
Deutschen Nationalbibliografie; detaillierte bibliografische Angaben sind
im Internet über http://dnb.ddb.de abrufbar.

Für Alexis & Svea und für alle Frauen, Männer und
Kinder, die Gewalt während einer Geburt erleben mussten

Inhalt

Vorwort von Dr. Katharina Hartmann	11
I. Einleitung	15
II. Was ist Gewalt unter der Geburt?	31
III. Die (Hinter-)Gründe	39
IV. Erfahrungsberichte von Müttern	57
V. Erfahrungsberichte von (werdenden) Hebammen	133
VI. Erfahrungsbericht eines Vaters	161
VII. Die Folgen	169
VIII. Maßnahmen zur Prävention	179
IX. Die politische Dimension	187
X. Das Ende der Gewalt	191
XI. Anhang	197
XII. Dank	201
XIII. Literaturverzeichnis	203
XIV. Serviceteil	207

»Ich fühlte mich entmündigt, ausgeliefert und missbraucht. Ich lag nackt vor vielen Menschen da, die mich behandelten, als wäre ich nur ein Tier auf der Schlachtbank, das es nicht wert war, dass man sich menschlich kümmert.«

Nadine, 25 Jahre

»Ich hatte große Angst. Das wurde nicht besser, als ich mitbekam, wie der eifrige Assistenzarzt zum Dammschnitt ansetzte. Mein Baby war noch nicht mal durchs Becken gerutscht! Was sollte das?! Mein Mann erkannte glücklicherweise diesen Irrsinn und hielt den Arzt mit einer strengen Ansage zurück.«

Stefanie, 28 Jahre

»Sie fuhr mit den Fingern in mich rein, und ein stechender Schmerz fuhr mir vom Unterleib bis hoch in den Kopf. Ich schrie und heulte, und sie schrie auch: ‚Hör jetzt auf mit deinem Theater!' Sie hat mir den Muttermund mit den Fingern geöffnet, ohne Betäubung ...«

Nina, 37 Jahre

»Ich fühlte mich wie vergewaltigt und hatte das Gefühl, mein geliebtes Kind würde aus mir herausgeprügelt.«

Stefanie, 34 Jahre

»Ich bat sie, flehte: ‚Ach bitte, ich möchte so gerne auf den Hocker.' Keine Reaktion. ‚Bitte, den Hocker.' Kopfschütteln. Sie legte meine Beine in die Schalen und fixierte sie mit Gurten. Ich kam mir ausgeliefert, gefesselt und ohnmächtig vor.«
Stefanie, 34 Jahre

»Bei nahezu allen vaginalen Untersuchungen – und das sind einige pro Dienst – empfinde ich mich als Zeugin einer Vergewaltigung.«
Maria, Hebammenschülerin

»Mehr als einmal saß ich nach einer Geburt geschockt und weinend in einem der Waschräume oder in Krankenhaustoiletten.«
Solveig, damals werdende Hebamme

»Noch während der Untersuchung sagte ich: ‚Ich glaube, sie tun der Frau weh.' Der Oberarzt schaute mich verdutzt an und verwies mich des Kreißsaals: ‚Sie können gehen – ich mach das hier alleine.'«
Tanja, Lehrerin für Hebammenwesen

»Ich fühle mich, als würde ich bei einer Vergewaltigung zusehen.«
Lena, Hebammenschülerin

Vorwort von Dr. Katharina Hartmann

Keine zwei Jahre sind vergangen, seit ich im November 2013 von der »Human Rights in Childbirth«-Konferenz in Blankenberge/Belgien mit der Idee der Roses Revolution zurück nach Hause kam. Eine Revolution aus Rosen: Frauen, die Gewalt unter der Geburt erleiden mussten, legen als Zeichen der Würde und des Protestes eine rosafarbene Rose vor der Tür nieder, hinter der ihnen Gewalt angetan wurde. Manche legen einen Brief dazu oder ihren Geburtsbericht. Wer mag, macht ein Foto und postet es als öffentliches Zeugnis in den sozialen Netzwerken. Eine Frau, eine Rose, eine Tür. Dazu der Claim: »Name it – each woman is a rose« (Nenn es beim Namen – jede Frau ist eine Rose). Ein so einfacher, so würdevoller Akt. Damals hätte ich nicht vermutet, dass aus der Idee, Frauen zur Niederlegung einer Rose vor einer Tür zu animieren, ein Buch entstehen würde – aber hier ist es nun. Ein mutiges, kraftvolles, schreckliches, notwendiges Buch. Ein Buch, das sicherlich Kontroversen auslösen wird, denn wie die Autorin zu Recht schreibt, ist das Thema Gewalt in der Geburtshilfe ein Tabu.

Und es ist selbst für viele, die darum wissen, ein Dilemma: Die Zeit der Schwangerschaft sollte eine Zeit der guten Hoffnung sein, und wir wissen inzwischen, dass sich dauerhafter Stress der Mutter negativ auf das Baby auswirkt. Sollen wir Frauen, die ahnungslos ihr erstes Kind erwarten, wirklich warnen und ihnen erklären, gegen welche Übergriffe sie sich in der verletzlichsten Phase ihres Lebens schützen müssen? Viele erfahrene GeburtsbegleiterInnen lehnen es ab, die Frauen zu warnen, um sie nicht zu verunsichern.

Zudem denken auch viele Frauen, es sei genug, sich auf ihr »Bauchgefühl« zu verlassen, schließlich haben Frauen über Jahrtausende Kinder geboren. Aber das Bauchgefühl reicht nicht mehr aus: Es ist verzerrt durch ein weibliches Körperbild, das glattrasiert, ständig gleichmäßig wohlriechend und in Form modelliert schon jungen Mädchen suggeriert, dass ihr Körper ohne Verbesserungen und Hilfe von außen etwas Minderwertiges und Abstoßendes sei. Es ist verzerrt von tausend Fernsehbildern, in denen Frauen mit schmerzverzerrtem Gesicht in Rückenlage bei grellem Licht mit ganz viel Hilfe fremder Menschen ihre Kinder auf die Welt powerpressen. So muss Geburt dann wohl sein, denken wir.

So hemmt die heutige Kultur, in der wir aufgewachsen sind und die wie eine Brille ständig unsere Wahrnehmung, unser Denken und Handeln entscheidend prägt, unsere Gebärfähigkeit. Denn ursprünglich hat Geburt mit diesen inszenierten Bildern nichts zu tun – wir haben sie dazu gemacht. Frauen, die ungestört geboren haben, berichten immer wieder davon, dass eine nahezu schmerzfreie, erfüllende, ja ekstatische oder gar orgiastische Geburt möglich ist. Und so empfinden viele Frauen tief in sich diese Diskrepanz zwischen ihrer instinktiven Überzeugung, dass sie selbständig und friedlich Kinder gebären können, und dem Martyrium der Geburt, das ihnen durch die Umgebung präsentiert wird und Teil ihres Weltbildes ist. Das Bauchgefühl allein reicht oft nicht mehr aus, um als Wegweiser eine Frau gut durch eine Geburt zu navigieren. Denn die heutige Geburtskultur und die individuelle, durch unsere Kultur geprägte Vorstellung, die wir von Geburt haben, ist zu übergriffig und irritiert die sensible Nadel des inneren Kompasses. Solange unsere Geburtskultur ist, wie sie ist, brauchen Frauen mehr als ihr Bauchgefühl, um sich der falschen Bilder und der Übergriffigkeit zu erwehren – sie brauchen die Aufklärung und dieses Buch.

Denn ich träume von einer Welt, in der ich nie wieder eine Erstgebärende sagen höre: »Aber beim nächsten Kind – da weiß ich es besser! Da werde ich mich und mein Kind zu schützen wissen. Ich wusste es nicht besser und dachte, die Menschen in der Klinik sind doch die Experten, die werden schon wissen, was für mich und mein Kind am besten ist! Ich hatte keine Ahnung von der Macht von Krankenhausprotokollen ...« Ich habe keine Lust mehr dazu, die Frauen sehenden Auges in Erniedrigung und Gewalterfahrung laufen zu lassen. Ich will nicht mehr hören: »Ich dachte, das sei normal.« Unsere Geburtskultur muss sich verändern. Zum Schutz der Frauen, ihrer Kinder und Familien. Aber auch zum Schutz der GeburtshelferInnen, von denen ebenfalls viele Opfer der erlebten oder, gezwungenermaßen, selbstausgeübten Gewalt sind. So viel Elend, so viel Leid – nur weil wir von Prozessen, Vorgängen und Angst geleitet werden und die Menschen nicht mehr sehen und lieben können. Dabei braucht es oft so wenig, um eine Situation zu entschärfen – ein freundliches Wort oder eine Berührung, ein Zeichen, dass wir den Menschen wahrnehmen und nicht nur den Prozess.

In England ist kürzlich ein beeindruckendes Manifest erschienen, warum Liebenswürdigkeit, Mitgefühl und Respekt in der Geburtshilfe wichtig sind (The Roar Behind the Silence, hrsg. von Sheena Byrom und Soo Downe, Pinter & Martin, London). Robin Youngson, ein Anästhesist, berichtet dort von seiner Konversion vom Saulus zum Paulus: Vorher war er ein Anästhesist, der genervt nachts in die Klinik fuhr und sich wie der Sündenbock fühlte, wenn er den Kreißsaal betrat, um eine PDA zu setzen, die dieselbe Frau Stunden zuvor noch nicht gewollt hatte. Die ganze Atmosphäre war unfreundlich, und er lies die Umgebung seinen Unwillen auch deutlich spüren. Irgendwann traf er auf eine alte, von vielen Krankheiten gezeichnete Patientin, die ihn lehrte, wie es ist, wenn zwischen Arzt und PatientIn eine wirkliche Beziehung besteht. Wenn die Frage »Wie geht es Ihnen?« nicht nur eine Floskel ist, sondern einem wirklichen Interesse an dem Menschen entspringt. Die alte Dame hatte Krebs und einen Herzfehler, und Dr. Youngson befürchtete das Schlimmste bei der erneuten, bevorstehenden Operation. Während der vorgesehenen Risikoaufklärung sagte die Frau zu ihm: »Robin, Sie sehen so besorgt aus wegen der Anästhesie, ich werde ihnen einen Witz erzählen, um sie aufzuheitern.« Nach der OP nahm die alte Dame seine Hand: »Robin, ich habe dafür gebetet, dass Sie meine Narkose überleben – und Sie taten es wirklich.« Eine Lektion in menschlicher Anteilnahme, durch die Dr. Youngson zum mitfühlenden Begleiter wurde. Der sich in den Dienst der Frau stellt und es als Ehre auffasst, am Wunder der Geburt teilhaben zu dürfen. Statt in den Kreißsaal zu poltern, betritt er diesen nun leise und einfühlsam, stellt sich den Anwesenden vor, fragt, wie er behilflich sein kann, nimmt Ängste, erklärt sein Vorgehen, achtet bei jeder Handlung darauf, dass die Frau die Kontrolle über das Vorgehen behält. Er sagt, er wurde an erster Stelle zum anteilnehmenden Mitmenschen. Erst an zweiter Stelle ist er der medizinische Experte. Überraschenderweise funktioniert die Schmerzbehandlung seitdem besser, und die Komplikationsrate ist gesunken. Er beschreibt nicht nur, wie dies seine Arbeit und die Beziehung zu seinen Patienten verändert hat. Er berichtet auch, dass es seine allgemeine Lebensqualität deutlich verbessert hat und der mögliche Burn-out in weite Ferne gerückt ist.

Das ist die Welt, die ich mir wünsche. Wir müssen aufhören, Gewalt in der Geburtshilfe als Behandlungsstandard zu akzeptieren. Denn darunter leidet letztendlich die gesamte Gesellschaft. Wir müssen Bedingungen schaffen, in denen von Mensch zu Mensch gearbeitet werden kann. Die in dem vorliegenden Buch gesammelten Berichte von Betroffenen aus unterschiedlichen Perspektiven machen deutlich, wie vielschichtig das Problem ist. Trotzdem ist es nicht unlösbar – im Grunde ist die Lösung sogar denkbar einfach: Mehr Menschlichkeit und Beziehungen auf Augenhöhe, ohne autoritäre Schieflage. Absurderweise scheint aber gerade die Besinnung auf Menschlichkeit die Politik vor große Hürden zu stellen (s. Kapitel VIII und IX).

Dieses Buch geht den ersten Schritt auf einem langen Weg der Veränderung. Gewalt in der Geburtshilfe ist ein alltägliches Phänomen, das einfach so hingenommen wird. Dieses Buch verdient unzählige Leser. Denn der erste Schritt zur Abschaffung von Gewalt in der Geburtshilfe besteht in der Anerkennung, dass es sie gibt!

I. Einleitung

Die Gewalt unter der Geburt ist eins der letzten großen Tabus in Deutschland (und in vielen anderen westlichen Ländern). Die Öffentlichkeit ist nicht darüber informiert, dass es diese Gewalt gibt, dass sie massenweise vorkommt und dass sie in den wenigsten Fällen geahndet wird. Und nicht nur die Öffentlichkeit ist ahnungslos: Viele Frauen, die Opfer dieser Gewalt werden, sind sich unsicher, ob es sich bei ihren Erlebnissen um Gewalt, Körperverletzung, Beleidigung oder Unrecht handelt. Viele Betroffene sagen: »Das, was mir geschehen ist, ist nichts Ungewöhnliches, es passiert so vielen, da habe ich gedacht, dass es normal ist und wohl so sein müsste.«

Zu Beginn meiner Recherchen zu dem Thema »Gewalt in der Geburtshilfe« suchte ich nach betroffenen Müttern, die Erfahrungsberichte zu diesem Buch beisteuern sollten. Dabei begegneten mir immer wieder zwei völlig unterschiedliche Reaktionen auf die Frage, ob jemand selbst von Gewalt unter der Geburt betroffen ist oder eine betroffene Mutter kennt. Die eine Reaktion kam meist von kinderlosen Männern und Frauen und von Müttern, die weder psychische noch körperliche Gewalt bei der Geburt erlebt hatten: sie waren völlig erstaunt und entsetzt. Ich wurde gefragt, wie ich das meine: »Gewalt und Geburt?« Es wurde gerätselt, wie beides miteinander zusammenhängen könnte und worum genau es dabei wohl gehen könnte.

»Gewalt unter der Geburt«, so schreibt die Hebamme Tara Regine Franke, »klingt wie ein Widerspruch in sich.«[1] Gerade im Rahmen einer Geburt erwartet man einen fürsorglichen, zugewandten und unterstützenden Umgang mit der Gebärenden. Viele waren daher ahnungslos und reagierten schockiert, wenn ich ihnen berichtete, was für verschiedene Gewaltformen Schwangere und Mütter rund um die Geburt erleben.

Die andere Gruppe bestand aus Müttern und Vätern, die entweder selbst Gewalt unter der Geburt erlebt hatten oder von Freundinnen wussten, de-

---

[1] Tara Regine Franke: »Das Schöne wurde mir genommen« – wie Gewalterfahrungen unter der Geburt sich auf Bonding und Stillen auswirken, Kongressband 6. Dt. Still- und Laktationskongress in Göppingen November 2007, S. 2.

nen dieses widerfahren ist. Sie waren sofort begeistert davon, dass diese Gewalt endlich öffentlich angeklagt wird. Nach meinem ersten Aufruf, Mütter für Erfahrungsberichte zu finden, meldeten sich quasi über Nacht rund 30 Mütter bei mir. Viele bekundeten mir ihre Dankbarkeit, dass ich ihnen die Möglichkeit geben wollte, über das erfahrene Unrecht und die erlebte Gewalt zu sprechen. Sie waren froh, dass die Öffentlichkeit nun endlich darüber informiert werden sollte, was sich oft hinter der Kreißsaaltür[2] abspielte. Mehrere Frauen schrieben mir, sie wollten mit der Beteiligung an dem Buch erreichen, dass andere Mütter gewarnt seien. Und sie wollten verhindern, dass anderen Müttern das Gleiche passiert, was ihnen geschehen ist.

In diesem Buch soll das Tabuthema »Gewalt unter der Geburt« endlich angerührt werden. Kein Rechtsstaat, keine Demokratie kann es sich leisten, massenhaft systematische, psychische und körperliche Gewalt zu dulden oder zu ignorieren. Diese Gewalt darf nicht länger verschwiegen und als »normal« betrachtet werden. In Hebammenkreisen und Hebammenschulen ist das Thema längst ein offenes Geheimnis. Es wurden auch von Hebammen und Therapeutinnen einige Artikel zu dem Thema verfasst, die beispielsweise in der Deutschen Hebammenzeitschrift veröffentlicht wurden. Doch bislang haben sich die Politik und die Medien nicht im Mindesten für dieses Thema interessiert. So fristet es seit ca. 20 Jahren ein Nischendasein und wird lediglich in speziellen Fachbüchern oder Fachzeitschriften am Rande erwähnt. Die Gesellschaft – und somit auch Frauen und Männer mit Kinderwunsch und werdende Eltern – ist größtenteils völlig ahnungslos.

Mit diesem Buch soll der Sprachlosigkeit ein Ende gesetzt werden. Betroffene selbst kommen erstmals zu Wort und können von dem Unaussprechlichen berichten. Dabei werde ich auch der Frage nachgehen, weshalb die Betroffenen selbst meist jahrelang schweigen. Sie sprechen vielleicht mit ihrem Partner und anderen befreundeten Müttern darüber. Aber sie schämen sich, in offenen Runden, gegenüber Bekannten und Verwandten oder auch mit einem Anwalt/einer Anwältin darüber zu sprechen. Nur

---

[2] Dies ist eine verkürzte Formulierung, denn natürlich beschränkt sich Gewalt unter der Geburt nicht nur auf Geburten, die im Kreißsaal stattfinden. Auch eine Geburt im Geburtshaus oder zu Hause kann mit Gewalt einhergehen. Die meisten Gewalterlebnisse finden jedoch in einem Kreißsaal statt, weshalb hier diese verkürzte Ausdrucksweise als akzeptable Reduktion auf die typische Situation verstanden wird.

wenige versuchen, das erfahrene Leid zu veröffentlichen (zum Beispiel in einem Blog oder einem eigenen Buch, einer Studienarbeit etc.). Doch die Frauen, die sich bei mir zurückgemeldet haben, waren sofort Feuer und Flamme. Manche schickten mir direkt einen Geburtsbericht, den sie unlängst verfasst hatten, oder schilderten mir detailliert, was ihnen geschehen war. Dieser Ansturm war überwältigend. Und das Ausmaß der Gewalt und der verschiedenen unmenschlichen Praktiken, die die Mütter erlebt hatten, war erschreckend.

Die Berichte der Mütter zu lesen und zu erfahren, was ihnen im Einzelfall passiert war, war nicht einfach. Obwohl ich viel zu dem Thema gelesen hatte, darüber gesprochen und mich mit Müttern ausgetauscht hatte, war ich bei jedem Bericht aufs Neue schockiert. Nicht selten hat mir der Atem gestockt. Manchmal saß ich mit offenem Mund kopfschüttelnd vor einem Bericht und war zutiefst berührt von diesem Leid. Dann musste ich eine Pause einlegen. Natürlich gibt es viel Krieg, Angst und Leid auf dieser Welt. Doch die Gewalt, von der die Mütter in diesem Buch berichten, entsetzt einen besonders und macht sprachlos. Das hat verschiedene Gründe.

Zum einen haben wir vollkommen andere Vorstellungen über die Geburt eines Kindes. Wir wissen zwar, dass die Frauen Schmerzen haben, aber wir betrachten die Geburt auch als eine besondere Leistung einer starken und mutigen Frau. Wenn ein Kind geboren wird, sollte die Welt für einen kurzen Augenblick stillstehen. Es liegt ein Zauber in der Luft. Sonnenstrahlen scheinen sanft ins Zimmer. Die Mutter lächelt, freut sich über ihr Kind und ist stolz auf sich. Kommt ein Kind auf die Welt, dann gleicht das jedes Mal einem Wunder. Wir stellen uns die Frau als die Göttin dieser Geburt vor. Sie schafft in dem Moment das Überragendste, Größe, Beste, Verrückteste und Unglaublichste, was Menschen schaffen können. Es gibt plötzlich einen Menschen, den es vorher noch nicht gab. Die Geburt eines Menschen ist das Wunder des Lebens und daher in unserer Vorstellung eben auch überaus positiv besetzt. Die Gebärende sollte die »Chefin« sein, die den Ton angibt, den Takt vorgibt und nach der sich alle anderen zu richten haben. Ihr Körper steht im Mittelpunkt, sie sollte völlig selbstbestimmt und mächtig sein. Partner, Hebammen, Ärzte sollten sie unterstützen.

Erfährt man nun, dass die Gebärenden manchmal wie Menschen zweiter Klasse behandelt werden, nicht ernst genommen, nicht angehört, beleidigt, ausgelacht und angeschrien werden, dann verstört das und passt nicht zu unserem Bild einer Geburt. Die Frau ist während der Geburt in der schmerzhaftesten und anstrengendsten Situation ihres Lebens. Sie ist völlig auf die Unterstützung anderer angewiesen und abhängig von den anwesenden Personen, die ihr helfen sollen. Sie sollte auf Händen getragen werden, ihr sollte jeder Wunsch von den Augen abgelesen werden. Sie hat tiefsten Respekt und Anerkennung verdient. Wie kann es sein, dass sie in dieser Situation übergangen, unter Druck gesetzt, genötigt, gezwungen, gegen ihren Willen und ohne Grund aufgeschnitten, ohne Betäubung operiert oder genäht, festgeschnallt, grob malträtiert und vollkommen würdelos behandelt wird? Dieser Widerspruch zwischen Soll- und Ist-Zustand schockiert uns.

Zum anderen ist es für uns undenkbar, dass derartige Zustände in Kreißsälen oder manchmal auch Geburtshäusern oder bei Hausgeburten in einer westlich-zivilisierten Welt vorherrschen. Man kann nicht glauben, dass in einem demokratischen Rechtsstaat im öffentlichen Raum Mütter tagtäglich systematisch Opfer von Gewalttaten werden – und das auch noch meist in Krankenhäusern. Das liegt einerseits an unserer Naivität und Arroganz, die uns denken lassen, dass es solche Gräueltaten, Psychoterror und Missbrauch (fast) nur in armen und/oder undemokratischen Ländern gibt. Andererseits liegt es an dem Schweigen der Opfer. Würden alle Mütter, die körperliche und/oder psychische Gewalt während der Geburt erlebt haben, mit ihren FreundInnen, NachbarInnen, Verwandten, Bekannten, ArbeitskollegInnen über diese Gewalttaten sprechen, so würde uns diese Form der Gewalt nicht unbekannt und unvorstellbar vorkommen.

Ich möchte nun mit diesem Buch die Gewalt aufdecken und anklagen. Die Körperverletzungen und der Psychoterror, den Frauen tagtäglich in deutschen Kreißsälen erleben, müssen endlich gesellschaftlich thematisiert werden. Nur so wird es möglich sein, der Gewalt ein Ende zu bereiten. Dieses Buch soll ein erster Schritt zum Umdenken sein. Es soll darauf hinwirken, dass die Selbstbestimmung der Gebärenden gestärkt wird. Viele Schwangere und Mütter kennen ihre eigenen Rechte nicht. Auch das Krankenhauspersonal scheint die Rechte der Gebärenden oft nicht zu kennen oder sich

I. Einleitung

routinemäßig darüber hinwegzusetzen. Die Ursachen der Gewalt müssen genauer untersucht werden, damit eine Gewaltprophylaxe möglich wird. Das Gesundheitssystem, das Kaiserschnitte und viele medizinische Interventionen finanziell belohnt, muss auf seine Gerechtigkeit, Angemessenheit und Mütterfreundlichkeit hin untersucht werden. Die derzeitige politische Entwicklung schafft einen optimalen Nährboden für die Gewalt an Gebärenden, indem sie Hebammen – insbesondere Beleghebammen – abschafft. Eine persönliche Betreuung der Frauen während der Geburt ist jedoch unabdingbar, wenn sie unterstützt statt niedergemacht werden sollen, wenn sie das Programm vorgeben statt in das Klinikprogramm hineinpassen sollen. Immer mehr sind die Gebärenden jedoch in den Kreißsälen allein. Die Hebammen haben kaum Zeit, da sie mehrere Frauen gleichzeitig betreuen und parallel die entsprechenden Berichte verfassen müssen. Die Väter müssen während der Geburt regelmäßig die Flure nach Hebammen absuchen. Frauen werden während der Geburt alleingelassen, weil die Kliniken Personal einsparen, das dringend benötigt wird.

Doch Gewalt unter der Geburt findet nicht nur in Kreißsälen statt. Gewalt kann auch im Geburtshaus oder bei einer Hausgeburt durch die betreuenden Hebammen ausgeübt werden. Das Risiko, während der Geburt Gewalt zu erleben, ist für die Gebärenden in einer Klinik jedoch deutlich höher.

Das Risiko steigt mit der Zunahme der Fremdinteressen. Je mehr Anwesende ihre ganz eigenen Interessen bei einer Geburt haben und je größer das Machtgefälle zwischen diesen Personen ist, desto wahrscheinlicher wird es, dass eine dieser Personen auch bereit ist, ihre Interessen gewaltsam durchzusetzen. Bei einer Hausgeburt oder im Geburtshaus sind in der Regel lediglich ein bis zwei Hebammen anwesend. Welche Interessen der Hebammen könnten den Interessen der Gebärenden entgegenstehen? Je nachdem, ob es sich um ein oder zwei Hebammen handelt und inwiefern es bei langen Geburten die Möglichkeit für die Hebammen gibt, sich gegenseitig abzulösen, könnte ein Interesse sein, die Geburt zu beschleunigen.

Nach 15 Stunden Dauereinsatz ist jede Hebamme erschöpft und könnte dann auf eine schnellere Geburt drängen. Das bedeutet natürlich nicht, dass sie ihre eigenen Interessen dann auch mit Gewalt durchsetzt. Auch bei

Geburten im Geburtshaus oder zu Hause spielt Geld eine Rolle. Für eine 16-stündige Geburt bekommen die Hebammen eben nicht das doppelte Gehalt im Vergleich zu einer 8-stündigen Geburt.

Trotzdem zeigen die Statistiken, dass außerklinische Geburten deutlich länger dauern als klinische Geburten. In Kliniken wird die Geburt also deutlich häufiger durch Interventionen beschleunigt. Dies liegt zum Teil auch daran, dass es in den Kliniken deutlich mehr Möglichkeiten gibt, eine Geburt von außen voranzutreiben. Zudem ist das Verständnis vom Ablauf einer Geburt in den Kliniken meist ein ganz anderes, als dies im außerklinischen Bereich der Fall ist.

Das Beschleunigen der Geburt ohne Not stellt nicht in jedem Fall einen Gewaltakt dar. Eine solche Entscheidung kann auch im Sinne der Mutter getroffen werden. Gehen wir davon aus, dass die Mütter in der Klinik nicht deutlich schneller erschöpft sind als im Geburtshaus, müssen wir jedoch aus der Diskrepanz bezüglich der Geburtslänge davon ausgehen, dass die Geburten in den Kliniken beschleunigt werden – gegen das Interesse der Mutter und ausschließlich dem Interesse anderer Personen oder Institutionen folgend. Dies birgt ein hohes Gewaltpotential.

Kliniken haben sehr viel mehr Interessen, die denen der werdenden Mutter entgegenstehen, als freiberufliche Hebammen. Da wären zum einen die finanziellen Interessen. Dass Kliniken rechnen müssen, ist prinzipiell nicht das Problem. Doch die Vergütung von geburtshilflicher Arbeit und medizinischen Interventionen rund um die Geburt ist in eine schwere Schieflage geraten. Kliniken verdienen an interventionsreichen Geburten am meisten. Jeder Tropf, jeder Schnitt, jede Naht wird gesondert vergütet. Kaiserschnitte werden deutlich besser von den Krankenkassen bezahlt als normale Geburten. Ein Kaiserschnitt verursacht natürlich auch gewisse Kosten. Doch während bei einem Kaiserschnitt das mehrköpfige OP-Team nach 30 bis 60 Minuten fertig ist, müssen die Hebammen im Kreißsaal bei der spontanen Geburt vielleicht für 20 Arbeitsstunden oder mehr bezahlt werden.

Neben diesen finanziellen Erwägungen geht es Kliniken oft auch um Planbarkeit – was letztlich auch wiederum finanzielle Gründe hat. Das angestellte Personal, die Räumlichkeiten, die Gerätschaften, alles soll bestmöglich ausgelastet sein. Denn für diese Ressourcen fallen täglich gleichbleibende fixe Kosten an. Die finanzielle Lage einer Klinik kann also fast nur über die Erhöhung der Einnahmen verbessert werden bzw. durch ein günstiges Verhältnis von Ressourcen zur Auslastung.

Deshalb verwundert es auch nicht, dass im Sinne der Planbarkeit zum Beispiel die Kaiserschnittzahlen an den Wochenenden deutlich geringer geworden sind. Die Zahlen für Kaiserschnitte und Dammschnitte insgesamt sind jedoch gestiegen. So liegt die Zahl der Dammschnitte bei vaginalen Geburten in den Kliniken laut der Bundesauswertung der SQG (Sektorenübergreifende Qualitätssicherung im Gesundheitswesen) 2013 auffallend hoch bei 23,8 Prozent.[3] Dies irritiert insbesondere deshalb, weil es inzwischen medizinischer Konsens ist, dass Dammschnitte lediglich in einem Bruchteil der Fälle – wenn überhaupt – einen medizinischen Nutzen für Mutter und/oder Kind haben. Interessanterweise sind die Dammschnittraten in der außerklinischen Geburtshilfe bedeutend niedriger (4,6 Prozent).[4]

Für jede werdende Mutter ist die Gefahr, Opfer von Gewalt zu werden, in der Klinik höher als bei einer Hausgeburt oder im Geburtshaus. Besonders deutlich wird dies, wenn man sich anschaut, wie lange die Geburten in der Klinik dauern im Vergleich zur außerklinischen Geburtshilfe. Außerhalb der Kliniken dauerten 29,5 Prozent der vaginalen Geburten im Jahr 2013 zwölf Stunden und länger.[5] In den Kliniken dauerten lediglich 8,7 Prozent der Geburten so lange.[6]

Diese frappierende Differenz lässt den Rückschluss zu, dass in den Kliniken versucht wird, die Geburtsdauer zu verkürzen und den Geburtsablauf zu beschleunigen. Diese Vermutung wird zudem gestützt von dem Umstand, dass in den Kliniken deutlich häufiger Interventionen von außen stattfinden (Dammschnitte, Fruchtblasen- eröffnung, Kaiserschnitte, Wehentropf etc.).

Schwangere suchen sich heutzutage bewusst den Ort aus, an dem sie gebären wollen. Zunehmend achten sie dabei nicht nur auf eine schicke Einrichtung

---

[3] Vgl. AQUA-Institut für angewandte Qualitätsförderung und Forschung im Gesundheitswesen GmbH (Hg.): Bundesauswertung zum Erfassungsjahr 2013, 16/1 – Geburtshilfe, Qualitätsindikatoren, S. 60.
[4] Vgl. Gesellschaft für Qualität in der außerklinischen Geburtshilfe e. V. (Hg.): Qualitätsbericht 2013 Außerklinische Geburtshilfe in Deutschland, S. 14.
[5] Vgl. [wie Anm. 4], S. 35.
[6] Vgl. [wie Anm. 3], S. 113.

und angenehmes Licht im Kreißsaal, sondern auch auf Dammschnittraten und Einrichtungen, die verschiedene Gebärhaltungen ermöglichen. Den meisten Frauen ist jedoch nicht bekannt, wie stark sich Geburten innerhalb und außerhalb von Kliniken voneinander unterscheiden. Die Zahlen aus den Qualitätsberichten machen sehr deutlich, was Gebärende in der Klinik zu erwarten haben.

Kaum eine Schwangere weiß, dass der Gebärhocker oder die Gebärwanne in der Klinik kaum genutzt wird. Während die Gebärhaltung in der außerklinischen Geburtshilfe vorwiegend aufrecht ist, ist der Regelfall in der Klinik die Rückenlage im Kreißsaalbett. Schwangere sollten darüber aufgeklärt werden, was sie genau in den Kliniken erwartet, und dass sie ab dem Moment, in dem sie sich für eine Klinikgeburt entschieden haben, ihr Risiko auf unnötige Interventionen, eine Beschleunigung der Geburt, weniger Freiheit und Mitbestimmungsmöglichkeiten erhöhen.

Sobald Schwangere die Klinik betreten, um dort ihr Kind zu gebären, wird ein Teufelskreis aus Bürokratie und medizinischen Interventionen eingeleitet. Tragisch daran: Jede Intervention von außen (CTG[7], Einleitung der Geburt, PDA[7], Eröffnung der Fruchtblase etc.) erhöht das Risiko für weitere Interventionen. Hat dieser Strudel an Eingriffen in den weiblichen Körper erst einmal begonnen, kann er selbst von aufgeklärten und selbstbewussten Schwangeren kaum noch unterbrochen werden. Auf diesem technisierten, entpersonalisierten Boden gedeiht Gewalt gegenüber Gebärenden.

Dieses Buch soll nun Mütter, Schwangere, Frauen mit Kinderwunsch, Väter, Frauen und Männer über die Gewalt in der Geburtshilfe informieren. Der erste Schritt, diese Form der Gewalt zu verhindern, ist es, diejenigen, die in eine solche Situation geraten könnten, im Vorfeld darüber aufzuklären. Der realistische Blick auf das Geburtsgeschehen und die Personen, die einen dabei begleiten, hilft Schwangeren, sich über ihre Rechte im Klaren zu sein, ihren Willen sicher zu formulieren und durchzusetzen und sich gegen unnötige Eingriffe und Verunsicherungen zu wehren. Darüber hinaus können auch die Kliniken, Ärzte, Ärztinnen, Hebammen und Geburtshel-

---

[7] CTG steht für Cardiotocography und bezeichnet eine gleichzeitige Aufzeichnung der Herzfrequenz des ungeborenen Kindes und der Wehentätigkeit bei der Schwangeren. PDA steht für Periduralanästhesie und bezeichnet eine rückenmarksnahe Regionalbetäubung.

fer, Politik und Medien ein Thema nicht mehr länger ignorieren oder verdrängen, wenn es erst einmal an die Öffentlichkeit gelangt ist. Sie werden sich den Vorwürfen stellen müssen und sich mit den Übergriffen und der Gewalt auseinandersetzen müssen.

Da das Thema »Gewalt unter der Geburt« noch derart tabuisiert ist, dass es kaum Texte, Artikel oder Bücher dazu zu finden gibt, habe ich mich entschieden, mit Erfahrungsberichten von Betroffenen zu arbeiten. Kernstück dieses Buches stellen also die Berichte von Müttern, Hebammen, Hebammenschülerinnen und -studentinnen dar. Sie alle berichten aus ihrem Blickwinkel darüber, welche Formen der Gewalt sie während Geburten erlebt haben. Dank der Vernetzung Betroffener in den sozialen Netzwerken war es nicht schwierig, an Mütter, Hebammen etc. zu gelangen, die bereit waren, einen Bericht beizusteuern.

Diese Vernetzung der Betroffenen ist jedoch noch relativ neu und steht in engem Zusammenhang mit der Gründung der Nichtregierungsorganisation Human Rights in Childbirth 2012. Eine deutsche Untergruppe der »Human Rights in Childbirth«-Organisation wurde 2013 von Dr. Katharina Hartmann gegründet. Im November 2013 rief sie in verschiedenen sozialen Netzwerken dazu auf, auch in Deutschland am Roses Revolution Day teilzunehmen. An diesem Tag – dem 25. November – legen Frauen weltweit eine rosafarbene Rose vor die Kreißsaaltür, hinter der ihnen Gewalt widerfahren ist. Schnell hatten sich in den Netzwerken wie Facebook, Twitter etc. Tausende von Frauen zusammengefunden, die am Roses Revolution Day teilnahmen, Fotos von ihren Rosen vor den Kreißsaaltüren im Internet posteten und sich mit anderen Frauen über ihre Erlebnisse austauschten. Über diese Gruppen in den sozialen Netzwerken habe ich dann sehr schnell Frauen gefunden, die Erfahrungsberichte für das Buch schreiben wollten.

Neben den betroffenen Müttern meldeten sich bei mir auch Väter, Hebammen und Hebammen in Ausbildung. Auch sie hatten ein Bedürfnis, über das Leid, das sie gesehen und erlebt hatten, zu sprechen. Die Väter sahen sich dabei einerseits als Zeugen und andererseits ebenfalls als Betroffene, die von den Gewalterlebnissen teilweise traumatisiert sind. Die Hebammen, Hebammenschülerinnen und -studentinnen erlebten sich als eine Mischung aus Zeugin, Mittäterin und Betroffene. Sie alle hatten das dringende

Bedürfnis, über die erlebte Gewalt zu berichten und über die Zustände, die vorwiegend in den Kreißsälen der Kliniken herrschen, aufzuklären. Zum einen sollte das Verfassen eines Erfahrungsberichts helfen, das Erlebte zu verarbeiten. Zum anderen wurde auch immer wieder die Absicht geäußert, dabei zu helfen, diese Gewalt zu verhindern. Insbesondere die Mütter wünschten sich, mit ihrem Bericht dazu beitragen zu können, dass anderen Frauen diese Erlebnisse erspart bleiben. Aber auch die Hebammen (in Ausbildung) erhofften sich von der Teilnahme an diesem Buch, dass sich die Zustände in ihrer und in anderen Kliniken deutlich bessern, damit sie selbst ein angenehmes, gewaltfreies Arbeitsumfeld haben und die psychische Belastung für sie und ihre Kolleginnen verringert wird. Nicht zuletzt waren auch die Hebammen stark von dem Wunsch getrieben, dass Gewalt an Gebärenden künftig verhindert wird.

Obwohl das Interesse also groß war, über die Gewalterfahrungen zu sprechen, hatten die Betroffenen auch Angst davor, sich an dem Buch zu beteiligen. Zwei Ängste waren dabei weit verbreitet:

Viele berichteten von der Sorge, beim Verfassen des Berichtes wieder zu sehr an das Erlebte erinnert zu werden, die Trauer, den Schmerz und die Wut erneut zu durchleben und alte Wunden aufzureißen. Mehrere Mütter und Väter sind aus diesem Grund nach einiger Zeit, während der sie versucht hatten, einen Bericht zu verfassen, von dem Vorhaben zurückgetreten. Letztendlich konnte ich nur einen einzigen Vater gewinnen, der einen Erfahrungsbericht geschrieben hat.

Eine Mutter erwartete ihr zweites Kind und wollte die nahende Geburt nicht zu sehr mit den Erinnerungen an die letzte Geburt belasten. Eine andere Mutter bekam eine Depression aufgrund der erlebten Gewalt, sodass sie sich nicht mehr imstande sah, einen Bericht zu schreiben. Bei einer anderen Mutter waren die Wunden noch zu frisch, das Geburtstrauma war erst wenige Wochen her und so dramatisch für sie gewesen, dass sie Angst hatte, depressiv zu werden, wenn sie beginnt, sich zu sehr damit zu beschäftigen.

Obwohl ich von Beginn an klarstellte, dass die Berichte anonymisiert erscheinen werden und so stark anonymisiert werden, wie es jede Verfasserin selbst wünscht, wurde immer wieder die Sorge geäußert, andere Personen könnten herausfinden, von wem der Bericht stammt. Entweder indem bestimmte Details aus den Berichten derart einzigartig sind, dass Bekannte und KollegInnen schnell ahnen würden, wer die Verfasserin des Berichts ist. Oder indem die korrekten Daten, über die ich verfügte, durch mich an Dritte gelangen könnten.

Diese Befürchtung hatten insbesondere die Hebammen, Hebammenstudentinnen und -schülerinnen. Schließlich beschwerten sie sich über die Zustände an ihrem Arbeitsplatz und fürchteten Konsequenzen für ihre eigene Anstellung oder Ausbildung. Häufig wurden sie zur »Mittäterschaft« von diensthabenden Hebammen, leitenden Hebammen, Ärztinnen und Ärzten gedrängt. Oft haben sie dann die Anweisungen erfüllt aus Sorge um die Sicherheit ihres Arbeitsplatzes. Sie haben sich nicht getraut, Aufgaben abzulehnen oder den Forderungen nicht nachzukommen. Nun, wo sie dabei waren, die Missstände aufzudecken, spürten sie wieder die Angst vor beruflichen oder rechtlichen Konsequenzen.

Das Thema »Gewalt unter der Geburt« ist ein Tabuthema, da darüber nicht gesprochen wird. Wenn nun Betroffene doch häufig den großen Wunsch verspüren, darüber zu sprechen, stellt sich die Frage, weshalb sie es nicht tun. Mütter, die Gewalt unter der Geburt erlebt haben, schweigen fast immer vor allem aus einem Grund: aus Scham.

Es ist die Scham, die alle Gewaltopfer verspüren und die aus der psychologischen Praxis mit Menschen, die Gewalt erlebt haben, bekannt ist. Die Scham, Opfer geworden zu sein, hilflos und ausgeliefert gewesen zu sein, und die Angst, eventuell Schuld an dem Erlebten zu haben oder es auf irgendeine Art und Weise provoziert oder »verdient« zu haben, spielen bei den meisten Gewaltopfern eine Rolle – ob dies missbrauchte Kinder sind oder Opfer eines Raubüberfalls.

Bei Gebärenden kommt nun noch hinzu, dass ihnen oft mit Unverständnis begegnet wird, wenn sie auch nur andeuten, dass ihre Geburtserfahrung kein erfüllendes Erlebnis war. Schnell wird alles, was von ihnen vorgebracht oder bedauert werden könnte, abgebügelt mit den Worten »Hauptsache dein Kind ist gesund« oder mit der Floskel »Die Geburt vergisst man doch ganz schnell« heruntergespielt.

Diese sehr schlichten, klischeehaften Vorstellungen über die Auswirkungen und die Verarbeitung traumatischer Geburten sind weit verbreitet. Sie rühren von unserem traditionellen frauenverachtenden Mütterbild her, demzufolge es Müttern genügen muss, dass es ihren Kindern gut geht. Die Kinder werden als Zentrum ihres Lebens, ja als alleiniger Lebensinhalt und -sinn angesehen. Sind die Kinder glücklich und gesund, muss es der Mutter ebenso gehen. Ihre eigenen Bedürfnisse haben hintenanzustehen, wenn sie überhaupt eine Rolle spielen. Das jedenfalls besagt unser klassisches, immer noch weit verbreitetes Mütterbild.

Und insbesondere rund um Schwangerschaft und Geburt ist die Vorstellung, dass die Mutter nur das »Gefäß« für das Wunder des Lebens sei, ihre eigenen Befindlichkeiten zu verdrängen habe und ausschließlich für dieses neue, kleine Lebewesen da zu sein habe, oft noch unbewusst in den Köpfen der Menschen vorhanden.

Aus Angst, nicht ernst genommen und mit ihrem Schmerz abgewiesen zu werden, trauen sich betroffene Mütter oft nicht, öffentlich über ihre Gewalterfahrung zu sprechen.

Hebammen, Hebammenschülerinnen und -studentinnen schweigen aus anderen Gründen zu dem Thema »Gewalt unter der Geburt«: Neben den bereits erwähnten beruflichen Konsequenzen fürchten sie auch, selbst für ihre Mittäterschaft beschuldigt und angeklagt zu werden. Für sie ist das Berichten über die Gewalt im Kreißsaal zum einen ein Betroffenenbericht, da sie selbst von dem Gesehenen und Gehörten traumatisiert sind. Zum anderen wurden sie oft genötigt, Mütter unter der Geburt schlecht zu behandeln oder ihnen unnötig Schmerzen zuzufügen. Sich selbst und auch anderen einzugestehen, dass man einem anderen Menschen Leid zugefügt oder dabei zugesehen hat, ist nicht einfach. Diese Erlebnisse müssen in das eigene Selbstbild integriert werden. Zudem haben die Hebammen, Hebammenschülerinnen und -studentinnen Angst, dass soziale Konsequenzen drohen, wenn andere erfahren, was sie getan haben.

Diese Reaktionen haben mir gezeigt, wie wichtig es war, von Beginn an den Verfasserinnen der Berichte zu erläutern, dass ihre Texte anonymisiert werden. Gerade auch das Angebot, die Texte derart zu verfremden und zu anonymisieren, wie es sich für sie selbst sicher anfühlt, hat vielen der Verfasserinnen geholfen.

Die Berichte wurden also von den Müttern, den Hebammen (in Ausbildung) und dem Vater selbständig geschrieben. Zu Länge und Sprachstil habe ich zuvor einige Vorgaben gemacht. Die fertigen Berichte habe ich anschließend redigiert und auf Lesbarkeit und Verständlichkeit überprüft. Inhaltlich habe ich keine Veränderungen vorgenommen. Die redigierten Berichte wurden von den Verfasserinnen dann für den Druck freigegeben.

Neben den Texten der Mütter, zu denen ich in den sozialen Netzwerken Kontakt aufgenommen habe, befindet sich unter den Mütter-Berichten noch ein weiterer, besonderer Bericht, der nicht anonymisiert ist. Dieser Bericht ist von mir, und es werden darin die Erfahrungen geschildert, die ich selbst während der Geburt meines ersten Kindes machen musste. Durch meine eigene Betroffenheit bin ich bereits kurz nach der Geburt meines Sohnes im Jahr 2007 auf das Thema »Gewalt in der Geburtshilfe« aufmerksam geworden.

Zu diesem Zeitpunkt gab es noch sehr viel weniger Artikel und Aufsätze zu dem Thema, als dies heute der Fall ist. Ich erinnere mich lediglich daran, einen Text von Tara Regine Franke gefunden zu haben. Dank dieses Artikels habe ich erkannt, dass ich kein Einzelfall bin, dass anderen Müttern Ähnliches während der Geburt widerfährt und dass es Ursachen und Gründe dafür gibt, die systemimmanent sind und nicht an mir und meiner Person hängen.

Auf die Idee, ein Buch zu diesem Thema zu verfassen, bin ich ein paar Jahre später gekommen, als ich bereits Autorin war. Doch die Entscheidung, im aktuellen Buch nun definitiv die Gewalt im Kreißsaal zu behandeln, habe ich erst getroffen, als ich durch die Roses Revolution auf Facebook darauf aufmerksam gemacht wurde, dass dieses Thema aktuell virulent ist und dass sich etwas in dem Bereich tut. Motiviert hat mich, zu sehen, dass tatsächlich viele Frauen betroffen sind und dass diese Mütter nicht länger schweigen wollen, sondern den dringenden Wunsch haben, diese frauenverachtende Gewalt öffentlich zu thematisieren und anzuprangern.

Meinen eigenen Bericht für das Buch zu verfassen und ebenfalls abzudrucken, schien mir logisch und notwendig. Da ich bei jedem Bericht auch immer Informationen zu den Müttern gebe, nämlich ihr Alter, ihr Beruf und das Bundesland, aus dem sie kommen, machte eine Anonymisierung für mich keinen Sinn. Aus diesem Grund erscheint mein Bericht mit meinem korrekten Namen.

Erst nachdem ich einige Berichte von den Müttern und auch einen Bericht einer Hebamme erhalten hatte, stellte ich fest, was für eine Herausforderung das Schreiben dieses Buches darstellen würde. Zum einen fühlte ich mich für die Betroffenen verantwortlich und wollte das Buch so schnell wie möglich fertigstellen, damit das entsetzliche Leid, das in vielen Kliniken an der Tagesordnung ist, endlich ans Licht kommt. Das Mitgefühl, das ich mit den Müttern hatte, ließ mich das Schreiben des Buches als besonders wichtige Aufgabe wahrnehmen. Es war nicht mehr nur so, dass ich dieses Buch schreiben wollte, ich empfand auch, dass ich es schreiben müsse.

Dennoch war es gleichzeitig phasenweise sehr schwer, die Berichte der Mütter und Hebammen (in Ausbildung) zu lesen. Ich hatte mich ausgiebig mit diesem Thema befasst, Literatur recherchiert, Bücher gewälzt und Artikel gelesen. Obwohl ich also auf alles, was die Betroffenen erlebt hatten, hätte vorbereitet sein müssen, war ich es oft nicht. Nicht selten stockte mir beim Lesen der Berichte der Atem, und ich musste die Arbeit für einige Zeit unterbrechen, ehe ich sie wieder aufnehmen konnte.

Daher möchte ich auch die Leserinnen und Leser warnen: es handelt sich bei diesem Buch um keine sogenannte »leichte Kost«. Den Müttern wurde psychische und/oder körperliche Gewalt angetan. Sie wurden oft in ihrer hilflosesten Stunde fahrlässig allein gelassen oder unmenschlich behandelt. In so gut wie jedem der Fälle hat sich das geburtshilfliche Personal über geltendes Recht hinweggesetzt. Die Berichte über diese Geschehnisse müssen uns zutiefst schockieren.

Im Englischen wird für die Gewalt unter der Geburt auch der Begriff »birth rape«[8] verwendet – eine Vergewaltigung. Da es tatsächlich einige Parallelen zu einer Vergewaltigung gibt (Machtmissbrauch, körperliche Gewalt bezogen auf die Geschlechtsteile, das unnötige gewaltsame und schmerzhafte Einführen von Gegenständen oder Händen in die Frauen etc.) kann ich die Verwendung dieses Begriffes sehr gut nachvollziehen.

---

[8] Vgl. Zion Lights: It's time to start recognising birth rape, Huffpost Lifestyle 19.11.2012, http://www.huffingtonpost.co.uk/zion-lights/birth-rape_b_2155384.html, Stand: 6.4.2015.
Vgl. Jennifer Zimmerman: What feminists should know about birth rape, 29.11.2010, http:www.birthactivist.com/2010/11/what-feminists-should-know-about-birth-rape/, Stand: 6.4.2015.

I. Einleitung

Es ist allerdings eine große Debatte entbrannt allein zu der Frage, ob man Gewalt in der Geburtshilfe »birth rape« nennen darf, sollte oder muss.[9] Da ich auf diese Debatte nicht detailliert eingehen möchte, klammere ich das Thema hier aus und spreche im weiteren Verlauf des Buches von »Gewalt unter der Geburt/in der Geburtshilfe« – was nicht bedeutet, dass ich den Begriff »birth rape« ablehne.

Nachfolgend werden zunächst die Gewalt und ihre verschiedenen Formen, die in diesem Buch mit »Gewalt unter der Geburt« gemeint sind und alle unter diesen Begriff gefasst werden können, möglichst gut beschrieben und definiert. Anschließend werden im dritten Kapitel die Ursachen für die Gewalt dargestellt und die Hintergründe erläutert und aufgedeckt. Dabei geht es auch um den Zusammenhang mit der aktuellen Situation der Hebammen, die ohne Frage derzeit durch Versäumnisse der Politik abgeschafft werden.

In den Kapiteln 4 bis 6 folgen dann die Erfahrungsberichte der Mütter, Hebammen, Hebammenschülerinnen und -studentinnen und des Vaters. Insgesamt handelt es sich um 19 Berichte. Anschließend werde ich näher auf die Folgen der Gewalt eingehen. Darunter fallen sowohl die psychischen und körperlichen Folgen für die Mütter als auch die Auswirkungen auf das Baby, den Vater, die Mutter/Vater-Kind-Beziehung und die Paarbeziehung.

In den Kapiteln 7 bis 10 geht es dann um Lösungsansätze und die folgenden Fragen:

- Wie kann Prävention betrieben werden?
- Wie können Mütter/Schwangere verhindern, dass ihnen Gewalt unter der Geburt angetan wird?
- Wie können Hebammen (in Ausbildung) damit umgehen, wenn sie Gewalt im Kreißsaal erleben?
- Was müsste am Gesundheitssystem geändert werden?
- An welchen Stellen muss die Politik einschreiten?
- Wie kann die Position der Mütter und der Hebammen im Geburtsverlauf gestärkt werden?

---

[9] Vgl. [wie Anm. 8].

Die Gewalt soll in diesem Buch nicht nur beschrieben und erklärt werden. Es soll auch aufgezeigt werden, was die Politik, die Kliniken, das geburtshilfliche Personal und die werdenden Eltern dafür tun können, um der Gewalt unter der Geburt ein Ende zu bereiten.

II. Was ist Gewalt unter der Geburt?

Der Begriff »Gewalt« wird in unserer Gesellschaft häufig auf ganz unterschiedliche Art und Weise verwendet. Mal meint man damit körperliche Verletzungen, mal, die Macht über eine Person oder Sache zu haben, oder auch psychische Übergriffe wie Nötigung, Beleidigung etc. Zunächst werde ich beschreiben, wie genau der Begriff »Gewalt« in diesem Buch verwendet wird. Eine Gewaltdefinition hilft sicherzustellen, dass die Mütter, Hebammen, ich als Autorin und Sie als Leserinnen und Leser den Begriff auf ganz ähnliche Art verstehen. Dabei werde ich auch die verschiedenen Facetten der Gewalt und einige gängige Erklärungsansätze zu Gewaltursachen beschreiben. Anschließend gebe ich konkrete Beispiele für die Gewalt unter der Geburt und beleuchte den Zusammenhang mit dem damit einhergehenden Vertrauensmissbrauch.

Eine sehr umfangreiche Definition von Gewalt, die vielen sozialwissenschaftlichen Arbeiten zugrunde gelegt wird, stammt von dem Begründer der Friedens- und Konfliktforschung Johan Galtung:
»Gewalt liegt dann vor, wenn Menschen so beeinflußt werden, daß ihre aktuelle somatische und geistige Verwirklichung geringer ist als ihre potentielle Verwirklichung ... Gewalt ist das, was den Abstand zwischen dem Potentiellen und dem Aktuellen vergrößert oder die Verringerung dieses Abstandes erschwert.«[10]
Gewaltdefinitionen sind also stets Werturteile und haben einen gewissen politischen Hintergrund und auch eine politische Wirkung. Einen übergeordneten allgemeingültigen Gewaltbegriff kann es daher nicht geben.[11]

---

[10] Johan Galtung: Strukturelle Gewalt. Beiträge zur Friedens- und Konfliktforschung, Reinbek bei Hamburg 1975, S. 9.
[11] Vgl. Bundesministerium für soziale Sicherheit und Generationen (Hg.): Gewaltbericht 2001. Gewalt in der Familie – Rückblick und neue Herausforderungen, S. 9.

Kann die Gewalt unter der Geburt als Gewalt gegen Frauen bezeichnet werden bzw. fällt sie unter den Begriff »Gewalt gegen Frauen«, wie er allgemein verwendet wird? Da die Gewalt unter der Geburt in erster Linie immer nur Frauen und keine Männer treffen kann und erst in zweiter Linie auch Männer als Väter oder als Geburtshelfer in ihrer Funktion als Zeuge mitbetroffen und mittraumatisiert sein können, muss die Gewalt unter der Geburt natürlich als Gewalt gegen Frauen angesehen und verstanden werden.

Dabei stellt sich weniger die Frage nach der Ursache. Es macht also wenig Sinn, zu vergleichen, ob sonstige körperliche, sexuelle oder psychische Gewalt gegen Frauen eventuell stärker durch Frauenfeindlichkeit bei den Tätern und Täterinnen ausgelöst wird als die Gewalt unter der Geburt. Wir können nur mutmaßen, ob die Kreißsäle gewaltfreiere Orte wären, wenn (auch) Männer Kinder gebären könnten (wovon ich überzeugt bin). Berücksichtigen wir das gesellschaftliche Frauen- und Männerbild und die Position von Frauen in unserer Gesellschaft sowie die Hindernisse, die es immer noch auf dem Weg zur Gleichberechtigung der Geschlechter gibt, kann man nur davon ausgehen, dass männliche Gebärende weniger oder seltener Gewalt unter der Geburt erleben würden. Daher gehe ich von einer sexistischen Gewaltform aus.

Viel wichtiger ist bei der Beschreibung der Gewalt unter der Geburt als frauenfeindliche Gewalt jedoch, dass die Auswirkungen dieselben sind wie bei anderen Formen frauenfeindlicher Gewalt. Frauen werden geschwächt, ihre Rechte nicht akzeptiert und kommuniziert, es wird sich über ihre körperliche und psychische Freiheit und Integrität gewaltsam hinweggesetzt. Die Gewalt unter der Geburt verhindert und beeinträchtigt die Umsetzung der Ziele zur Gleichberechtigung von Mann und Frau in unserer Gesellschaft. Sie verletzt die Menschenrechte der Gebärenden (und der Neugeborenen).

Gewalt kann von Einzelpersonen, von einer Gemeinschaft oder auch vom Staat ausgeübt oder geduldet werden. Bei der Gewalt unter der Geburt sind alle drei Formen möglich.

Es ist allgemeiner Konsens, dass Gewalt eine Form der Verletzung ist, die über körperliche Gewaltanwendung hinausgeht. Und auch mit der Gewalt, die während der Geburt stattfindet, bezeichnen wir hier nicht nur physische, sondern auch psychische und sexuelle Gewalt. Die physische Gewalt umfasst dabei alle Formen von körperlichen Misshandlungen und Verletzungen. Sie ist in der Regel relativ einfach zu definieren und festzustellen. Bei der Gewalt unter der Geburt ist dies schon bedeutend schwieriger. Denn es muss stets unterschieden werden zwischen medizinisch notwendigen Verletzungen und unnötigen Verletzungen der Gebärenden. Dies ist für die Betroffenen manchmal nur schwer zu unterscheiden.

Psychische Gewalt, die auf der emotionalen Ebene ausgeübt wird, ist schwer zu definieren und wird häufig als strittig erlebt – obwohl ihre Auswirkungen ebenfalls gravierend sein können. Das Spektrum ist hier recht breit und reicht von einem Ignorieren der Bedürfnisse der Gebärenden bis hin zu Beleidigungen, Bedrohungen, Verleumdungen, Entwertungen und dem Angstmachen.[12]

Unter der Geburt geht körperliche Gewalt fast immer auch mit psychischer Gewalt einher, oder die zunächst »nur« psychisch ausgeübte Gewalt geht zu einem späteren Zeitpunkt in physische Gewaltanwendung über.

Mit sexueller Gewalt sind alle aufgezwungenen sexuellen Handlungen gemeint. Wichtig ist bei der sexuellen Gewalt, zu erkennen, dass es sich dabei nicht um eine sexuell/triebhaft motivierte Gewalt handelt, sondern dass die sexuelle Ebene lediglich der Austragungsort von Aggression und Machtmissbrauch ist.[13] Gewalt unter der Geburt kann mit sexueller Gewalt einhergehen. Es besteht jedoch kein notwendiger Zusammenhang. So ist sowohl psychische als auch körperliche Gewalt unter der Geburt möglich, ohne dass diese gleichzeitig als sexuelle Gewalt bezeichnet werden könnten.

Es gibt verschiedene Theorien, die sich mit den Ursachen von Gewalt beschäftigen und diese zu erklären versuchen:

Psychopathologische Ansätze gehen davon aus, dass GewalttäterInnen bestimmte Persönlichkeitsmerkmale, psychische Dispositionen, Verhaltensauffälligkeiten und Persönlichkeitsstörungen aufweisen. Da kein Nachweis für eine derartige charakterliche »Prägung« existiert und in bestimmten Milieus und Zusammenhängen Gewalt gehäuft auftritt (z. B. in der Familie,

---

[12] Vgl. [wie Anm. 11], S. 11.
[13] Vgl. ebd.

im Kreißsaal etc.), ist diese Theorie jedoch kritisch zu sehen und kann jedenfalls nicht als alleiniger Erklärungsansatz dienen.[14]

Sozialpsychologische Lerntheorien legen den Fokus auf die Kindheitserfahrungen von TäterInnen und Gewalt als ursächlich in der Kindheit erlerntes Verhalten. TäterInnen sind laut dieser Theorie also in ihrer Kindheit Opfer und/oder ZeugInnen von Gewalt gewesen. Dieser Theorie liegt damit jedoch ein sehr simples Verständnis von komplexen Vorgängen wie Lernen, Nachahmen und Sozialisation zugrunde und lässt außer Acht, dass es auch TäterInnen gibt, die keine Gewalterfahrungen in ihrer Kindheit gemacht haben.[15]

Stresstheorien betrachten insbesondere Belastungen in Form von Stress und stressigen Ereignissen als Auslöser für Gewalt. Je mehr Stressfaktoren vorhanden sind, für umso wahrscheinlicher gelten dabei Gewalthandlungen. Wie bei den vorhergehenden Theorien auch schon, lässt sich ein gewisser Zusammenhang nicht völlig abstreiten.

Jedoch können die Stresstheorien allein keine Gewalthandlungen erklären. Zudem gilt dieser Zusammenhang nicht für alle Menschen, Gruppen oder Gesellschaften gleichermaßen. Es gibt viele Gegenbeispiele, die andeuten, dass manche Personengruppen, die unter starkem Stress stehen (z. B. auch Frauen), wesentlich weniger Gewalt anwenden als andere Gruppen mit weniger oder gleichviel Stressfaktoren.[16]

Neben diesen personenzentrierten Theorien gibt es auch Theorien, die Gewalt als vorwiegend durch *soziale Strukturen und kulturelle Werte* beeinflusst sehen.[17] Die strukturellen Einflüsse auf Gewaltanwendung sind für die Gewalt unter der Geburt von besonderer Bedeutung. Die Situation, in der sich Gebärende befinden, und das Verhältnis, das sie während der Geburt zu den beteiligten Personen haben, ähnelt sich von Geburt zu Geburt.

Es ist davon auszugehen, dass es sich bei dem Phänomen »Gewalt unter der Geburt« also nicht um »Zufall« handelt. Gebärende geraten nicht etwa ausnahmsweise an Kreißsaalpersonal, dass ein ganz individuelles, charakterliches Problem, traumatische Kindheitserfahrungen oder aktuell spezi-

---

[14] Vgl. [wie Anm. 11], S. 12.
[15] Vgl. ebd.
[16] Vgl. ebd.
[17] Vgl. [wie Anm. 11], S. 12 f.

II. Was ist Gewalt unter der Geburt?

ellen Stress hat. Dafür ist die Gewalt im Kreißsaal zu weit verbreitet und nicht an einzelne Personen oder Kliniken geknüpft. Es handelt sich um ein weltweites Phänomen, das auch in den westlichen Kulturen in den meisten Kliniken auftritt.[18] Daher muss diese Gewaltform als zumindest AUCH strukturell bedingt angesehen werden.[19] Sicher ist sie nicht ausschließlich strukturell bedingt, da es durchaus auch Hebammen, Geburtshelfer, Ärztinnen und Ärzte gibt, die keine Gewalt anwenden. Wichtige Aspekte aus den soziostrukturellen und soziokulturellen Theorien sind, dass Gewalt ein Mittel zur Aufrechterhaltung oder Herstellung von Rollen und Strukturen innerhalb einer Gruppe ist.[20]

Zudem wird hervorgehoben, dass die Entwicklung von Gewalt dadurch beeinflusst wird, wie auf Gewaltanwendung innerhalb der Gruppe/des Systems reagiert wird. Gewalt wird also befördert, wenn sie für die TäterInnen folgenlos bleibt oder sogar Lob, Wertschätzung oder/und eine Statussteigerung zur Folge hat. Wenn die Gewalt weder von den Betroffenen noch von den ZeugInnen angeprangert wird und die TäterInnen keine negativen Konsequenzen zu fürchten haben, erhöht dies die Wahrscheinlichkeit von Gewaltanwendungen.[21]

Welche Handlungen von den Frauen unter der Geburt als »Gewalt« erlebt und bezeichnet werden, bleibt letztlich eine subjektive Erfahrung. Dennoch können die meisten dieser Erlebnisse auch von Außenstehenden und ganz objektiv als gewalttätige Übergriffe erkannt werden.

Psychische Gewalt unter der Geburt umfasst unter anderem folgende Handlungen:[22]
- das Hinwegsetzen über die Rechte und Wünsche der Gebärenden,
- Druck auszuüben,

---

[18] Vgl. hierzu: Homepage der WHO (World Health Organization), den Artikel »Prevention and elimination of disrespect and abuse during childbirth«, http://www.who.int/reproductivehealth/topics/maternal_perinatal/statement-childbirth/en/, Stand: 7.6.2015.
[19] Vgl. Edith Wolber: Facetten der Gewalt in der geburtshilflichen Arbeit, in: WHO: Bund deutscher Hebammen u. a. (Hg.): Sichere Mutterschaft. Betreuung der normalen Geburt. Ein praktischer Leitfaden, 2002, S. 1.
[20] Vgl. [wie Anm. 11], S. 12.
[21] Vgl. ebd.
[22] Vgl. [wie Anm. 1], S. 2 ff.

- die Gebärende zu etwas zu zwingen,
- der Gebärenden Angst zu machen, um sie zu einem Eingriff zu überreden oder zu einer Handlung zu manipulieren,
- Machtmissbrauch durch das professionelle Personal,
- das Alleinlassen der Gebärenden mit Sorgen und Fragen,
- Erpressungen und Drohungen,
- Beleidigen, Anschreien, Auslachen oder Beschimpfen, sich auch mit Witzen über die Gebärende lustig machen,
- würdeloser oder respektloser Umgang mit der Gebärenden, z. B. mit ihren Wünschen oder ihrer Intimsphäre,
- mangelnde Informationen oder sogar Fehlinformationen,
- pietätloser Umgang mit Nabelschnur, Plazenta oder totgeborenen Kindern.

Simone Kirchner schreibt in ihrem Aufsatz über die Gewalt in der Geburtshilfe auch über das Dilemma, dass das unfreiwillige »Matching« von Gebärenden und Kreißsaalhebammen mit sich bringt. Wenn sich Schwangere keine Beleghebammen mehr auswählen können, die sie im Vorfeld der Geburt kennenlernen und die sie als geeignet für die Begleitung während der nahenden Geburt erachten und sympathisch finden, dann müssen sie sich der Hebamme anvertrauen, die zum Geburtszeitpunkt eben gerade Dienst hat.

So wird aus einer Geburt, einer sehr persönlichen Angelegenheit, ein unpersönlicher »Job«, bei dem zwei Fremde zusammenarbeiten müssen.

»Das allein schon kann eine Gewalterfahrung sein: Sich von einer Person betreuen, anfassen, kommandieren, verletzen zu lassen, die man nicht mag oder mit deren Art man nicht zurechtkommt.«[23]

Zu körperlicher Gewalt unter der Geburt zählen unter anderem folgende Handlungen:
- jeder unnötige körperliche Eingriff, der nicht als Gewalt erlebt würde, wenn er medizinisch indiziert wäre (z. B.: Dammschnitt, Dammnaht, Kaiserschnitt, das manuelle Dehnen des Muttermundes etc.);

---

[23] Simone Kirchner: Was in unserer Macht steht, in: Deutsche Hebammenzeitschrift 10/2006, S. 17.

- unnötig häufige oder/und unnötig grobe/schmerzhafte Untersuchungen;
- Kristellern (ein Handgriff, bei dem das Kind von außen durch Hebamme, Arzt oder Ärztin mitgeschoben wird – nicht selten wird dies von den Müttern mit den Worten »er/sie warf sich auf meinen Bauch« beschrieben);
- das unnötige Einleiten der Geburt mit Wehenmitteln;
- unnötig große Schnittführungen;
- zu »enges/festes« Vernähen nach einem Schnitt;[24]
- das Herausziehen/-reißen der Plazenta;
- die Gebärende unnötig an ihrer Bewegungsfreiheit hindern und/oder Festschnallen/Festhalten.

Es gibt auch eine Reihe von Maßnahmen, die keine körperlichen Schmerzen verursachen, aber dennoch als unnötig erachtet werden können. Es sind Eingriffe, die scheinbar willkürlich oder routinemäßig durchgeführt werden und eventuell im späteren Geburtsverlauf oder indirekt zusätzliche Schmerzen oder/und Komplikationen nach sich ziehen können. Auch Maßnahmen, die eine Art Interventionskette nach sich ziehen, weil sie die Notwendigkeit weiterer Interventionen deutlich erhöhen, sind hier mitgemeint.

All diese unnötigen Interventionen, die meist eher indirekt unangenehme Auswirkungen auf die Gebärenden haben, können ebenfalls als Körperverletzung empfunden werden.

Dazu zählen unter anderem:
- die Eröffnung der Fruchtblase,
- das (häufige/langanhaltende) Kontrollieren der Wehen und Herztöne mittels CTG, an das die Schwangere angeschlossen wird,
- das Legen der PDA, ohne dass die Schwangere darum gebeten hätte.

---

[24] Dass ein Dammschnitt zu eng vernäht wird, haben mir Frauen berichtet. Bei einer geschah dies sogar mit dem Kommentar des Arztes »Damit Ihr Mann noch etwas von Ihnen hat«. Da dieser Übergriff kein Einzelfall ist, gibt es im Englischen dafür sogar die Bezeichnung »husband stitch«.

III. Die (Hinter-)Gründe

Um zu verstehen, wie es zur Gewalt in der Geburtshilfe kommt, muss die aktuelle Lage in den Kliniken, Geburtshäusern und Kreißsälen beleuchtet werden. In den letzten Jahrzehnten haben sich der Geburtsablauf und das Geschehen rund um die Geburt stark verändert. Inzwischen erleben nur noch 6 Prozent der Frauen interventionsfreie Geburten ohne Operationen, Medikamente oder mechanische Entbindungshilfen (Saugglocke, Zange).[25]

Woran liegt diese Technisierung der Geburtshilfe?

»Die heutige Geburtshilfe wendet medizinische Eingriffe, die ursprünglich für Notfälle und pathologische Zustände entwickelt wurden, mittlerweile auch bei normalen Verläufen an.«[26]

Schwangere werden bereits ab der ersten Schwangerschafts-Vorsorgeuntersuchung pathologisiert und in normale Schwangerschaften und Risikoschwangerschaften unterteilt. Risikoschwangerschaften sind dabei zur Regel geworden, und die »normale« Schwangerschaft stellt die Ausnahme dar. Während 1990 noch 34 Prozent aller Schwangerschaften als Risikoschwangerschaft eingestuft wurden, liegt die Quote laut SQG (Sektorenübergreifende Qualitätssicherung im Gesundheitswesen) im Jahr 2013 mittlerweile bei 76,3 Prozent.[27]

Die Geburt ist inzwischen »routinemäßig mit viel Einsatz von Technik und Medikamenten verbunden, auch wenn die Geburt normal verläuft«.[28]

Zu den Maßnahmen, auf die sich jede Schwangere in einer Klinik einrichten sollte, zählt auch das CTG (fast immer als Dauer-CTG). Schwarz und

---

[25] Vgl. Paula Diederichs: Ist es egal, wann und wie wir geboren werden? Über die emotionalen Auswirkungen der modernen Geburtspraktiken, Artikel im Rahmen des Fachtages zum Thema Kaiserschnitt, Berlin 2006, S. 5.
[26] Clarissa M. Schwarz, Beate A. Schücking: Adieu, normale Geburt? Ergebnisse eines Forschungsprojekts, in: Dr. med. Mabuse Nr. 148, März/April 2004, S. 22.
[27] Vgl. [wie Anm. 3], S. 59.
Vgl. [wie Anm. 26], S. 22.
[28] Ebd., S. 23.

Schücking kritisieren daran insbesondere, dass es bei nahezu allen Schwangeren eingesetzt wird, obwohl kein Nutzen oder Vorteil wissenschaftlich erwiesen ist.[29] Das Dauer-CTG hat aber sehr wohl den Nachteil für die Schwangere, dass es zumeist ihre Bewegungsfreiheit empfindlich einschränkt. Zudem kann das Gerät samt Gurt drücken, insbesondere über die vielen Stunden, die es zumeist getragen werden muss.

Selbst wenn die Schwangeren sich noch bewegen können, da das CTG über eine Funkverbindung verfügt, müssen sie stundenlang darauf bedacht sein, dass es nicht verrutscht und dass die Übertragung gut ist. Sie sind folglich in jedem Fall bewegungstechnisch eingeschränkt. Auch das CTG-Geräusch beschreiben viele Frauen (und deren Partner) als nervig und verunsichernd – vor allem, wenn das Geräusch über viele Stunden mit angehört werden muss.

Es handelt sich um eine störende Routinemaßnahme, die noch dazu in ihrer Aussagekraft vom geburtshilflichen Personal oft maßlos überschätzt wird. Dass kein Nutzen des Dauer-CTGs erwiesen ist, liegt auch daran, dass die Kurven regelmäßig falsch interpretiert werden (müssen), da sie einfach zu wenig Informationsgehalt bieten.

Denn »besondere Hormone bewirken beim Baby zeitweise eine Verlangsamung der Herzfrequenz, wobei zeitgleich das Gehirn mit Sauerstoff gut versorgt bleibt. Das Dauer-CTG und viel mehr natürlich die Interpretation der Kurven ohne Berücksichtigung dieser physiologisch wünschenswerten Anpassungsvorgänge führt zur Fehldiagnose: Das Baby ist in Gefahr! Notkaiserschnitt.«[30]

Ein weiterer Eingriff in den Geburtsverlauf, der immer häufiger vorgenommen wird, ist das Einleiten der Geburt. Der natürliche Geburtsbeginn wird immer seltener abgewartet. Inzwischen werden 22 Prozent der Geburten eingeleitet. Bei weiteren 7,9 Prozent der Geburten wird eine medikamentöse Muttermundreifung vorgenommen.[31] Der Geburtsbeginn wird von außen beschleunigt, beispielsweise mit Prostaglandinen, die den Muttermund

---

[29] Vgl. [wie Anm. 26], S. 23
[30] Elisabeth Geisel: Tränen nach der Geburt. Wie depressive Stimmungen bewältigt werden können, München 1997, S. 52 f.
[31] Vgl. [wie Anm. 3], S. 60.

III. Die (Hinter-)Gründe

»weicher« machen sollen. Und auch im späteren Verlauf der Geburt wird versucht, das Geschehen medikamentös zu beschleunigen. Dies ist inzwischen bei 40 Prozent der Frauen der Fall, die keinen geplanten Kaiserschnitt haben.[32]

Wird eine Geburt eingeleitet, ist das Risiko erhöht, dass weitere Interventionen stattfinden, wie z. B. eine PDA, ein Kaiserschnitt oder Dammschnitte. Werden die Wehen medikamentös ausgelöst, beschreiben Frauen sie häufig als deutlich schmerzhafter. Zudem kann mitunter sehr viel Zeit vergehen zwischen der ersten Verabreichung der Hormone, die die Wehen auslösen sollen, bis zu dem Zeitpunkt, an dem die Geburt dann tatsächlich beginnt. Nicht selten zieht sich die Gabe der Medikamente über Tage hin, in denen die Frauen immer wieder mehr oder weniger starke Wehen haben, kaum schlafen können und jeden Moment mit dem Geburtsbeginn rechnen müssen. Es verwundert also nicht, dass sie oft bereits erschöpft und übermüdet sind, noch bevor die Geburt überhaupt losgegangen ist.

Während der Geburt wird die Wehentätigkeit auch oft durch das manuelle Eröffnen der Fruchtblase durch eine Hebamme vorangetrieben.

All diese Eingriffe müssen sich auch auf das Selbstbewusstsein der Gebärenden niederschlagen. Es wird ihnen schließlich damit suggeriert, dass kaum eine Frau noch »in der Lage sei«, ein Kind auf natürlichem Wege ohne eine Vielzahl von Interventionen zu gebären.

Bei den Dammschnitten ist der deutliche Unterschied zwischen klinischen und außerklinischen Geburten auffällig. Während sich die Dammschnittrate bei den außerklinischen Geburten weiterhin bei niedrigen 4,6 Prozent bewegt, werden in den Kliniken bei 23,8 Prozent aller vaginalen Entbindungen Dammschnitte vorgenommen.[33]

Die hohe Dammschnittrate muss sehr kritisch gesehen werden. Bei dem provisorischen Schneiden des Dammes geht es grundsätzlich darum, ei-

---

[32] Vgl. [wie Anm. 26], S. 23.
[33] Vgl. [wie Anm. 4], S. 14.
Vgl. [wie Anm. 3], S. 60.
Vgl. hierzu auch: Statistisches Bundesamt, https://www.destatis.de/DE/ZahlenFakten/ GesellschaftStaat/Gesundheit/Krankenhaeuser/Entbindungen_Presse.html, Stand: 7.6. 2015.

nem Dammriss zuvorzukommen. Doch es stellt sich die Frage: Sollte man den Damm im Zweifelsfall lieber reißen lassen oder einen provisorischen Schnitt durchführen? Mittlerweile geht die Medizin eindeutig davon aus, dass ein Riss einem Schnitt vorzuziehen ist. Dies hat verschiedene Gründe: Gewebe reißt immer an der dünnsten und schwächsten Stelle. Es ist also eine Stelle des Gewebes, die schnell wieder zusammenwachsen kann. Ein Schnitt jedoch geht auch durch dickeres und stärkeres Gewebe, wodurch der Heilungsprozess deutlich länger dauert.

Auch reißt der Damm immer nur so weit, wie er eben reißen muss. Wohingegen ein Schnitt oft zu großzügig ausfällt und damit unnötige Probleme für die Gebärende verursacht.

Der früher häufig vorgebrachte Grund »pro Dammschnitt« war, dass man dann kontrolliert so schneiden könnte, dass ein kompletter Dammriss dritten oder vierten Grades nicht auftritt. Es wurde angeblich befürchtet, der Damm könnte regelmäßig bis zum After reißen, wenn man ihn nicht kontrolliert »schräg« schneidet. Mittlerweile weiß man jedoch, dass dieses Szenario zum einen extrem selten eintritt. Außerdem wäre selbst ein Riss dritten oder vierten Grades noch einem kleinen Dammschnitt ersten oder zweiten Grades vorzuziehen, weil ein großer Riss sogar besser heilt als ein kleiner Schnitt.[34] Da das Gewebe bei einem Riss auch nicht ganz gerade reißt, wächst es schneller wieder zusammen und auch eine Naht ist seltener nötig.

Ebenfalls deutlich angestiegen ist die Kaiserschnittrate. Seit Jahren wird in den Medien über die stetig wachsende Anzahl von Kaiserschnitten berichtet. Inzwischen wird bei 31,8 Prozent aller Gebärenden in der klinischen Geburtshilfe ein Kaiserschnitt durchgeführt. Weitere 6,8 Prozent der Geburten werden vaginal-operativ beendet.[35] Ein Effekt der zunehmenden Kaiserschnitte ist, dass immer weniger Sonntagskinder geboren werden. Generell werden inzwischen am Wochenende deutlich weniger Kinder geboren als von Montag bis Freitag. Interessanterweise werden freitags seit ei-

---

[34] Vgl. hierzu Cordula Fischer: Aufklären und ermutigen, in: Deutsche Hebammenzeitschrift 10/2006, S. 12.
[35] Vgl. [wie Anm. 3], S. 62.

III. Die (Hinter-)Gründe   43

nigen Jahren die meisten Kinder geboren.[36] Dass es am Wochenende weniger Geburten in den Kliniken gibt, hängt insofern mit den Kaiserschnitten zusammen, als ca. 60 Prozent der Kaiserschnitte geplant sind.[37] Sie werden entsprechend der Einteilung des Klinikpersonals auf die »günstigeren« Arbeitsschichten tagsüber an den Wochentagen gelegt.

Dies ist jedoch nicht der alleinige Grund – müssten dann ja die Geburtszahlen zumindest an den Wochentagen von Montag bis Freitag gleich oder immerhin sehr ähnlich sein. Dies trifft auf die Tage Montag bis Donnerstag auch zu. Auffällig ist die höhere Anzahl an Geburten am Freitag. Wir leben in Zeiten, in denen die Beschleunigung der Geburt von außen durch zahlreiche Interventionen salonfähig geworden und häufige Praxis ist.

Es kann also vermutet werden, dass bei nichtoperativen Geburten, die an Freitagen beginnen, in den Kreißsälen versucht wird, diese durch eine externe Beschleunigung auch am Freitag zu beenden – notfalls auch per Kaiserschnitt. Am Wochenende sind die Personalkosten für die Klinik höher als unter der Woche. Folglich wird von vornherein am Wochenende weniger Personal eingeteilt. Entsprechend hoch ist die Motivation, Geburten noch vor dem Wochenende zu beenden – falls dies durch externe Maßnahmen zur Beschleunigung möglich ist.

Bei immer mehr Geburten werden auch Anästhesien eingesetzt wie zum Beispiel die Periduralanästhesie, eine Spinalanästhesie oder eine Allgemeinanästhesie. So bekamen im Jahr 2013 laut der SQG in der klinischen Geburtshilfe 63,1 Prozent der Gebärenden eine Anästhesie.[38]

Zu manchen geburtshilflichen Eingriffen liegen keinerlei Zahlen vor, da diese von den Kliniken nicht erfasst werden. Dies trifft zum Beispiel auf das Kristellern zu. Weder die Häufigkeit noch die Art und Weise des verwen-

---

[36] Vgl. Dagmar Becker: Immer weniger Sonntagskinder – Warum die Geburten an Wochenenden deutlich zurückgehen, Jacobs University Bremen 2005, http://www.jacobs-university.de/drupal_lists/archives/press-releases/07477/index.html, Stand: 6.4.2015.
[37] Vgl. Immer weniger Sonntagskinder durch Kaiserschnitte, in: Hamburger Morgenpost, 26.9.2007, http://www.mopo.de/news/gesundheit-immer-weniger-sonntagskinder-durch-kaiserschnitte,5066732,5596070.html, Stand: 6.4.2015.
[38] Vgl. [wie Anm. 3], S. 60.
Vgl. [wie Anm. 26], S. 23.

deten Kristeller-Handgriffs wird derzeit in deutschen Kreißsälen einheitlich erfasst. Oft findet er nicht einmal im Geburtsbericht Erwähnung. Dies muss erstaunen, da der Kristellergriff stark umstritten ist, laut Hebammen sehr oft angewendet wird und mit derart vielen Risiken für Mutter und Kind verbunden ist, dass er in England und Frankreich sogar vielerorts in den geburtshilflichen Abteilungen verboten und nicht mehr statthaft ist.[39]

Unter Kristellern versteht man das manuelle »Mitschieben« des Kindes Richtung Beckenausgang von außen mit ein oder zwei Händen/Fäusten, Unterarmen oder Ellenbogen durch einen Geburtshelfer, eine Hebamme, einen Arzt oder eine Ärztin.[40]

Der Kristeller-Handgriff wird von Gebärenden als äußerst unangenehmer, gewaltsamer Eingriff erlebt.[41] Risiken, die dabei auf Seiten der Mutter auftreten können, sind unter anderem:
- Sehr schmerzhaftes Geburtserleben
- Hämatombildung
- Rippenprellung und -fraktur
- Schädigung der Gebärmuttermuskulatur
- Vorzeitige Plazentalösung
- Fruchtwasserembolie
- Uterus-, Milz- oder Leberruptur[42]

Beim Baby können durch das Kristellern folgende Komplikation auftreten:
- Abfall der Herzfrequenz durch ansteigenden Hirndruck

---

[39] Vgl. Thomas Ratajczak: Die soziokulturelle Dimension des Behandlungsstandards, in: Arbeitsgemeinschaft Rechtsanwälte im Medizinrecht e. V. (Hg.): Globalisierung in der Medizin: Der Einbruch der Kulturen in das deutsche Gesundheitswesen, Berlin 2005, S. 59.
Vgl. Susan Labhart: Der Kristeller-Handgriff – Nur mit der korrekten Technik, in: Hebamme.ch 3/2006, http://www.hebamme.ch/x_data/heft_pdf/2006-03-04.pdf, Stand: 7.4.2015, S. 4.
[40] Vgl. Tara Franke: Kristellern vertikal, in: Deutsche Hebammenzeitschrift 2/2007, S. 58 f.
[41] Vgl. Anonym: Missverhältnis, in: Deutsche Hebammenzeitschrift 10/2006, S. 7.
Vgl. [wie Anm. 34], S. 13.
Vgl. Sandra Tomaselli: Kristellern – ein Handgriff mit Folgen, in: Deutsche Hebammenzeitschrift 10/2006, S. 20 ff.
[42] Vgl. Andrea Stiefel, Christine Geist, Ulrike Harder: Hebammenkunde – Lehrbuch für Schwangerschaft, Geburt, Wochenbett und Beruf, 2013, S. 423.

III. Die (Hinter-)Gründe

- Sauerstoffmangel durch vorzeitige Planzentalösung oder Durchblutungsstörungen der Plazenta
- Neurologische/zerebrale Schädigung durch die Kompression des Kopf-/Halsbereiches
- Schulterdystokie (Schulterfehlstellung des Babys, die einen geburtshilflichen Notfall darstellt)[43]

Viele der geburtshilflichen Bücher beschreiben den Handgriff nicht detailliert. Zudem werden in den Kliniken Handgriffe angewendet (mit Unterarmen und/oder Tüchern), die in einigen Büchern nicht beschrieben werden und in anderen ausschließlich als »falscher Kristellergriff« dargestellt werden. Selten wird jedoch auf die Risiken hingewiesen.[44] Wie fragwürdig die Anwendung des Kristeller-Handgriffs in der horizontalen Gebärposition ist, fasst Tara Franke zusammen:

»Die Rate der Anwendung des Kristeller-Handgriffes und seiner Varianten ist ausgesprochen hoch und deutet darauf hin, dass die Rückenlage selbst keine effektive Gebärposition für die Austreibung darstellt. Gleichzeitig ist gerade die Rückenlage, besonders mit angezogenen Beinen, eine uneffektive Ausgangsposition, wenn Druckerhöhung von außen notwendig wird.«[45]

Erstaunlicherweise steigen die Eingriffszahlen hier besonders stark in der Gruppe der »normalen« Schwangerschaften/Geburten und nicht ganz so stark in der Risikogruppe. Die meisten Interventionen werden dennoch wie zu erwarten in der Risikogruppe häufiger durchgeführt. Wehenmittel werden jedoch überraschenderweise bei »normalen« Geburten häufiger verabreicht.[46]

Nun stellt sich natürlich die Frage, weshalb die Interventionsraten steigen, welchen Einfluss dies auf das Geburtsgeschehen hat und wie der Anstieg zu bewerten ist, insbesondere in Hinblick auf das Thema »Gewalt unter der Geburt«.

---

[43] Vgl. [wie Anm. 42], S. 423.
[44] Vgl. [wie Anm. 40], S. 58 f.
[45] Tara Franke: Kristellern vertikal, in: Deutsche Hebammenzeitschrift 2/2007, S. 58.
[46] Vgl. [wie Anm. 26], S. 23.

Die Frage »Warum steigen die Interventionsraten?« haben auch Clarissa Schwarz und Beate Schücking in ihrem Forschungsprojekt »Adieu, normale Geburt?« gestellt. So beschreiben sie zum einen die Interventionskaskade: Eingriffe ziehen weitere Eingriffe nach sich. Bereits ein leichter Anstieg in der Häufigkeit von Interventionen wie Geburtseinleitungen, Wehentropf, PDA oder Kristellern zieht als Nebenwirkung weitere Eingriffe nach sich, sodass insgesamt ein höherer Anstieg sämtlicher Eingriffe rund um die Geburt stattfindet.[47]

Zudem bringt beispielsweise ein Kaiserschnitt mit sich, dass jede weitere Geburt bei der jeweiligen Mutter als Risikogeburt eingestuft wird. Das Risiko für eine Frau, bei der Geburt ihres zweiten Kindes einen Kaiserschnitt zu bekommen, ist deutlich höher, wenn ihr erstes Kind per Sectio zur Welt kam.[48]

Weiter beschreiben Schwarz und Schücking eine Reihe von nichtmedizinischen Gründen:

So werden Interventionen finanziell »belohnt«. Eine Geburt mit vielen medizinischen Eingriffen und Maßnahmen spült überdurchschnittlich viel Geld in die Kassen der Kliniken. Wohingegen sich natürliche, interventionsarme Geburten durch das geltende Abrechnungssystem kaum lohnen. Es werden also gezielt finanzielle Anreize gesetzt.[49]

Zudem können Ärzte und Ärztinnen möglichen juristischen Konsequenzen durch eine Vielzahl von medizinischen Maßnahmen präventiv begegnen. Sie sind »in Anbetracht der gängigen Rechtssprechung durch Ausschöpfung der maximalen medizinischen Möglichkeiten auf der ‚sicheren' Seite.«[50]

Insbesondere in großen Kliniken handelt es sich zudem häufig um geburtshilfliches Personal mit wenig Berufserfahrung. Die anwesenden Ärzte und Ärztinnen befinden sich oft in der Facharztausbildung. Neben einer diensthabenden Hebamme werden viele Hebammenschülerinnen eingesetzt. Auch hier liegen natürlich finanzielle Aspekte vor, die eine Unterbe-

---

[47] Vgl. [wie Anm. 26], S. 24.
[48] Vgl. ebd.
[49] Vgl. ebd.
[50] Ebd.

III. Die (Hinter-)Gründe

setzung mit erfahrenem Personal zur Folge haben. Darüber hinaus entsteht hierdurch auch eine hohe Fluktuation beim Personal.[51]

Wie ist nun der Anstieg der Interventionen zu bewerten? Dass medizinische Eingriffe immer häufiger bei Geburten durchgeführt werden, kann nicht automatisch negativ bewertet werden. Auch muss davon nicht notwendigerweise eine erhöhte Gefahr für Gewalt in der Geburtshilfe ausgehen. Zunächst wäre es ja denkbar, dass der medizinische Fortschritt überhaupt eine Zunahme medizinischer Maßnahmen ermöglicht und dass diese daher ausschließlich im Sinne von Kind und Mutter angewendet werden.

Schücking und Schwarz kommen zu dem Ergebnis, dass sich jedoch der Zustand der Neugeborenen in den letzten Jahrzehnten nicht weiter verbessert hat. So hat beispielsweise die perinatale Mortalität (= Säuglingssterblichkeit) in Deutschland zwar zwischen 1950 und 1988 deutlich abgenommen und ist von 5 Prozent auf 0,5 bis 0,6 Prozent gesunken. Seit 1988 hat sich die Säuglingssterblichkeit bei diesen 0,5 bis 0,6 Prozent eingependelt (laut SQG waren es 2013 in der klinischen Geburtshilfe 0,48 Prozent).[52]

Auch bei einem Vergleich der Apgar-Werte (ein Punkteschema zur Bewertung des klinischen Zustands des Neugeborenen) und des Nabelarterien-pH-Werts kann keine weitere Steigerung des Wohlbefindens und des Gesundheitszustandes von Neugeborenen mehr festgestellt werden.[53] Dies liegt zum Beispiel im Falle von zunehmenden Kaiserschnittraten daran, dass nur bis zu einem gewissen Prozentsatz ein Kaiserschnitt für die Gesundheit der Kinder notwendig und förderlich ist. Der Kaiserschnitt selbst bringt jedoch auch Risiken mit sich und wird zunehmend auch durchgeführt, wenn er für die kindliche Gesundheit keinen Mehrwert darstellt.

»Da die Operations-Risiken durch steigende Raten nicht abnehmen, ist es nur logisch, dass schließlich eine Rate erreicht wird, bei der die Operationsrisiken überwiegen.«[54]

---

[51] Vgl. [wie Anm. 26], S. 24.
[52] Vgl. ebd., S. 23.
   Vgl. [wie Anm. 3], S. 65.
[53] Vgl. [wie Anm. 26], S. 23 f.
[54] Clarissa M. Schwarz, Beate A. Schücking: Adieu, normale Geburt? Ergebnisse eines Forschungsprojekts, in: Dr. med. Mabuse Nr. 148, März/April 2004, S. 24.

Die WHO geht davon aus, dass eine Kaiserschnittrate von über 10 Prozent keine weiteren Verbesserungen für die Kinder mit sich bringt.[55] Die Müttersterblichkeit ist mit 16 Fällen auf 658.735 Geburten im Jahr 2013 ebenfalls nicht mehr weiter zu verringern.[56]

Festhalten können wir also, dass die Zunahme von medizinischen Eingriffen offenbar keine gesundheitlichen Verbesserungen für Mütter und Kinder mit sich bringt. Sie sind aus dieser Sicht daher erst einmal weder als positiv noch als negativ einzustufen. Aber natürlich stellt sich die Frage, wie medizinische Eingriffe ohne medizinischen Mehrwert zu rechtfertigen sind und wie sie das Geburtsgeschehen beeinflussen.

Selbstverständlich kann die Frage, ob die Eröffnung der Fruchtblase, das Einleiten der Geburt oder auch das Kristellern medizinisch gesehen keinen Zweck erfüllen, nicht einzig anhand der Sterblichkeitsrate, des Apgar-Werts und des Nabelarterien-pH-Werts beantwortet werden. Der Nachweis, dass eine Intervention medizinisch unnötig oder sogar schädlich statt nützlich war, kann weder für den jeweiligen Einzelfall noch für die gesamte Entwicklung der Situation in den Kreißsälen einfach erbracht werden.

Doch das ist letztlich auch nicht nötig. Um einen medizinischen Eingriff in Deutschland vornehmen zu können, müssen verschiedene Punkte erfüllt sein. Es muss eine Indikation vorliegen. Die Patientin muss über ihre Rechte aufgeklärt werden. Eingriffe dürfen nicht gegen den erklärten Willen der Patientin bzw. ohne deren Zustimmung unternommen werden.

Wie oben bereits dargestellt, haben die Kliniken häufig ganz eigene Interessen, wenn sie sich FÜR eine Intervention entscheiden. Und dieser Umstand erhöht die Gefahr für einen Machtmissbrauch gegenüber den Patientinnen, das Durchführen unnötiger Maßnahmen und das Hinwegsetzen über die Rechte der Patientinnen. Die Anwendung medizinischer Maßnahmen muss als gewaltsamer Übergriff verstanden werden, wenn

---

Vgl. hierzu auch Marsden Wagner: Fische können das Wasser nicht sehen – Die Notwendigkeit einer Humanisierung der Geburt, in: Beate A. Schücking (Hg.): Selbstbestimmung der Frau in Gynäkologie und Geburtshilfe, Frauengesundheit Band 3, Osnabrück 2003, S. 47–67.

[55] Vgl. [wie Anm. 26], S. 24.
[56] Vgl. [wie Anm. 3], S. 48.

III. Die (Hinter-)Gründe

- Maßnahmen augenscheinlich zu früh durchgeführt werden (z. B. ein Dammschnitt zu einem Zeitpunkt, an dem unmöglich erkennbar sein kann, ob dieser überhaupt nötig wäre; eine Geburtseinleitung oder ein Wehentropf, ohne dass es eine entsprechende Indikation gibt und ohne dass eine gewisse Zeit abgewartet wurde, ob die Wehen noch von allein einsetzen/stärker werden);
- keine der notwendigen Indikationen für einen Eingriff vorliegen;
- Maßnahmen auf eine Art durchgeführt werden, die der gängigen Praxis widerspricht und mit einem erhöhten Risiko für Mutter und/oder Kind einhergehen (wie z. B. bei der falschen Anwendung des Kristeller-Handgriffs);
- Patientinnen nicht über die Eingriffe aufgeklärt werden;
- die Zustimmung zum Eingriff nicht von der Patientin eingeholt wird;
- Patientinnen sich gegen eine Intervention entscheiden und diese dennoch durchgeführt wird;
- Patientinnen mit Drohungen, Beleidigungen und/oder Falschdarstellungen unter Druck gesetzt werden, um eine Zustimmung zur Intervention zu erwirken.

Eine Zunahme von Interventionen, die insbesondere den (finanziellen oder rechtlichen) Interessen der Kliniken dient, steht in direktem Zusammenhang mit einem gewaltsamen Verlauf einer Geburt.

Der Eingriff der Geburtsmedizin in das Geburtsgeschehen wird häufig als ein ausschließlich positiv zu bewertendes Ereignis dargestellt, das mit dem medizinischen Fortschritt in Verbindung gebracht wird. Nicht selten heißt es in den Medien oder der Arztpraxis, dass die Interventionen rund um die Geburt lediglich Vorteile mit sich bringen: Zu wenig Interventionen könnten für Mutter oder Kind gefährlich werden, zu viel Interventionen schaden aber niemandem – so die weitverbreitete Vorstellung.

Dass sich die Geburtsmedizin des weiblichen Körpers bemächtigt und den Gebärenden somit auch schaden kann, wird oft vernachlässigt. Die Geburt eines Kindes ist für die Frauen eine sensible Phase, die mit Verunsicherungen und Ängsten einhergeht.

Die Medizinethnologin Dr. Edith Wolber beschreibt diese Umstände rund um die Geburt in ihrem Aufsatz »Facetten der Gewalt in der geburtshilflichen Arbeit«:

»Schwangerschaft und Geburt bedeuten meist eine große Veränderung im Leben einer Frau. Existentielle Veränderungen rufen häufig Verunsicherung und Angst hervor. Schwangere und gebärende Frauen haben deshalb ein großes Bedürfnis nach Sicherheit gebender Begleitung, nach Geborgenheit und Geführt-Werden in dieser unsicheren Phase.«[57]

Eben diese ersehnte Sicherheit wird ihnen nun vom Klinikpersonal mit der »lückenlosen medizinischen Überwachung des Schwangerschafts- und Geburtsverlaufs«[58] angeboten. Doch im Tausch für diese vermeintliche Sicherheit verlieren die Frauen ein gutes Stück ihrer Selbstwahrnehmung.

»Bereits beim Schwangerschaftstest oder Ultraschalluntersuchung bemächtigt sich die geburtsmedizinische Technologie des Frauenkörpers und verhindert ein sensibles Wahrnehmen der Schwangeren und ein intensives Spüren in den eigenen Körper.«[59]

Das Vertrauen in den eigenen Körper und das Wahrnehmen der eigenen Empfindungen werden damit sensibel gestört. So verspüren die Frauen vielleicht eine Sicherheit, die ihnen die Geburtsmedizin gibt. Gleichzeitig setzt sich diese jedoch über die Befindlichkeiten und Eindrücke der Frauen hinweg. Zum Ausdruck kommt dieses beispielsweise, wenn Ärzte und Ärztinnen bei der Anamnese kaum noch hören, was die Schwangeren ihnen mitteilen, meist nicht mal fragen, was sie empfinden oder spüren, sondern stattdessen auf ihre Geräte schauen und aus den paar Daten, die sie von diesen erhalten, eine Diagnose ableiten.

An die Technik zu glauben und der Medizin sein Vertrauen zu schenken, kann stark und mutig machen. Unüberwindbar scheinende Hürden lassen sich eventuell besser meistern.[60] Doch gleichzeitig begibt sich das Indivi-

---

[57] Edith Wolber: Facetten der Gewalt in der geburtshilflichen Arbeit, in: WHO: Bund deutscher Hebammen u. a. (Hg.): Sichere Mutterschaft. Betreuung der normalen Geburt. Ein praktischer Leitfaden, 2002, S. 3.
[58] Ebd.
[59] Ebd.
[60] Vgl. [wie Anm. 24], S. 16.

III. Die (Hinter-)Gründe

duum »im System des Vertrauens in ein Abhängigkeitsverhältnis«.[61] Wahrt man hingegen seine Unabhängigkeit, indem man Entscheidungen nicht delegiert, der Medizin nicht »blind« vertraut, Fragen stellt und sein Wissen aus den eigenen Quellen nährt, hat dies einen entscheidenden Vorteil:

Läuft etwas nicht wie geplant, geschieht etwas Unvorhergesehenes, scheitert ein Unterfangen, so kann man sich allenfalls selbst Vorwürfe machen, nicht gut genug recherchiert oder die falschen Quellen verwendet zu haben. Das Gefühl der Hilflosigkeit, des Ausgeliefertseins, der Ohnmacht und des Vertrauensmissbrauchs treten nicht auf. Legen die Mütter jedoch ihr ganzes Vertrauen in die Geburtsmedizin, übersehen oder ignorieren ihre eigenen Wahrnehmungen und machen sich vom geburtshilflichen Personal und deren Gerätschaften abhängig, so können die Frauen bei einem Scheitern oder einem unerfreulichen Verlauf des Geschehens »in einen höchst traumatisierten Zustand geraten«.[62]

Schwangerschaft und Geburt sind also Lebenssituationen, in denen Frauen nach Sicherheit und Orientierung suchen und daher auf die Medizin vertrauen wollen. Doch es birgt stets auch ein Risiko, sein Vertrauen in andere – in diesem Fall zumeist fremde Personen – zu setzen. Gebärende geben ein Stück weit Verantwortung ab und begeben sich in eine abhängige Position gegenüber Hebammen, Geburtshelfern, Ärztinnen und Ärzten. Ein Machtmissbrauch findet dann statt, wenn das geburtshilfliche Personal sich über die Interessen, das Recht oder das Wohlergehen der Mutter hinwegsetzt.[63]

»Die Betroffene erlebt, dass mit ihr und ihrem Körper etwas gemacht wird, mit dem sie nicht einverstanden ist.«[64]

Die Geburtssituation ist also auch eine Lebenslage, in der Machtmissbrauch und Gewalt eher anzutreffen sind als in anderen Bereichen und Situationen.

---

[61] Simone Kirchner: Was in unserer Macht steht, in: Deutsche Hebammenzeitschrift 10/2006, S. 16.
[62] Ebd.
[63] Vgl. ebd., S. 16 f.
[64] Simone Kirchner: Was in unserer Macht steht, in: Deutsche Hebammenzeitschrift 10/2006, S. 18.

Ein wichtiger Aspekt für stabile vertrauensvolle Beziehungen zwischen Gebärenden und Hebammen ist die finanzielle und strukturelle Lage einer Klinik. Es muss genügend Personal vorhanden sein, um Raum für Gespräche über bevorstehende Maßnahmen oder die Aufklärung über Eingriffe bieten zu können. Besonders dort, wo dies nicht der Fall ist, ereignen sich Gewalt und Missbrauch.[65]

Zudem muss den Hebammen ermöglicht werden, ihr spezifisches Hebammenwissen einzusetzen. Denn die betreuten Frauen vertrauen letztlich darauf, dass sie sich in die Hände einer gutausgebildeten Hebamme begeben, die ihr Wissen und ihre Erfahrung auch anwendet.

Sind die Betreuungsbedingungen in den Kliniken

»so gestaltet, dass es gar nicht möglich ist, Hebammenwissen und -können zur Entfaltung zu bringen, kommt es eigentlich zum Vorspiel falscher Tatsachen«.[66]

Häufig wird von den Klinikleitungen verlangt, dass die dort tätigen Hebammen nicht (nur) entsprechend des spezifischen Hebammenwissens handeln, das ihrer Berufsgruppe zur Verfügung steht. Die Hebammen werden für die Zwecke der Kliniken eingesetzt und missbraucht. Den Gebärenden wird eine tatsächliche Hebammenarbeit nur vorgetäuscht.

»Da die Hebamme gar nicht auf der Grundlage ihrer Kenntnisse handelt, diese also nicht verantwortet, sondern nach Kriterien, die im Dienste anderer Denksysteme stehen, kann sie nicht uneingeschränkt für das Wohl der Frau tätig werden, sondern hat noch andere Auftraggeber, nach denen sie sich in ihrem Handeln richten muss.«[67]

Das Verhältnis zwischen Hebammen in Ausbildung, Hebammen/Geburtshelfern, Ärztinnen/Ärzten, leitenden Hebammen, leitenden Ärztinnen/Ärzten und Klinikleitungen ist in vielen Kliniken von einer starken Hierarchie und Konkurrenzkampf geprägt. So beschreibt auch die Hebamme Tara Franke, dass Hebammenschülerinnen bei den Praxiseinsätzen oft nicht so arbeiten dürfen, wie sie es in ihrer theoretischen Ausbildung lernen:

»Während der Ausbildung sind viele werdende Hebammen ambivalent, was ihre Rolle angeht. Sie erklären diesen Spagat etwa wie folgt: sie wis-

---

[65] Vgl. [wie Anm. 64], S. 17 f.
[66] Ebd., S. 19.
[67] Ebd.

sen vieles aus der Theorie, besprechen mit ihren Lehrerinnen für das Hebammenwesen, wie die optimale Betreuung der Frau und des Neugeborenen aussehen sollte, erleben aber in der Praxis häufig, dass dies weder so gehandhabt wird, noch sie selbst das Erlernte nach bestem Wissen und Gewissen ausüben dürfen.«[68]

Insbesondere ein Verhalten des geburtshilflichen Personals, das die Grenzen und Rechte der Gebärenden nicht respektiert, belastet die Hebammenschülerinnen. Der Alltag in den Kliniken ist geprägt von einer hohen Arbeitsbelastung. Laut Tara Franke sind daher Stress und ein dominantes Verhalten gegenüber den Frauen die Regel. Schuld ist die Einsparpolitik in den Kliniken: zu wenig Personal für zu viel Arbeit. Der Druck wird wie in solchen beruflichen Situationen oft üblich von oben nach unten einfach weitergegeben. Leidtragende sind die Angestellten, die sich in der Hierarchie weiter unten befinden, und die Gebärenden. Tara Franke beschreibt die Auswirkungen der enormen Arbeitsbelastung beim geburtshilflichen Personal auf die Schwangeren und Mütter:

»Es ist nicht üblich, die Frau vor jeglicher Untersuchung oder Intervention um Erlaubnis zu bitten und ein Nein zu akzeptieren. Viele Routinemaßnahmen stehen gar nicht erst zur Disposition; Frauen und Paare, die vom vorgesehenen Prozedere abweichen möchten, werden eher als Störfaktoren wahrgenommen und erfahren oft starke Widerstände.«[69]

Die (werdenden) Hebammen selbst sehen sich widersprüchlichen Anforderungen gegenüber: Zum einen wird ihnen ein Hebammenwissen in der Ausbildung vermittelt, dass es anzuwenden gilt. Zudem erwarten sie auch von sich selbst, Rechte und Würde der Frauen zu wahren. Zum anderen werden sie bereits während der Ausbildung damit konfrontiert, dass die arbeitsorganisatorischen Strukturen in den Kliniken dies nicht zulassen und »ihre Ansichten über eine achtsame Betreuung mit dem Anpassungsdruck an die Kreißsaalstandards«[70] kollidieren. Zudem haben sie den Weisungen der Ärztinnen und Ärzte Folge zu leisten und müssen den zunehmenden Stress und die berufliche Belastung mit ihren Idealen einer guten Geburts-

---

[68] Tara Franke: Traumasensible Hebammenschülerinnen, 2010, http://www.hebammenhandwerk.de/Traumasensible_Hebammenschulerinnen_DHZ_0910.pdf, Stand: 7.4.2015, S. 2.
[69] Ebd.
[70] Ebd.

hilfe vereinbaren. Dabei spielt auch die Sorge um den eigenen Job in Zeiten, die für den Berufsstand der Hebamme äußerst prekär geworden sind, eine wichtige Rolle.[71]

Damit eine Gebärbeziehung vertrauensvoll sein kann und auch durch schwierige Ereignisse trägt, ist es von nicht zu unterschätzender Bedeutung, dass sich die Gebärende und das geburtshilfliche Personal schon im Vorfeld kennenlernen können. Dies war bis vor einigen Jahren noch an vielen Orten durch die Beleghebammen möglich.[72] Schwangere konnten die Hebamme, die auch die Geburt begleiten sollte, bereits während der Schwangerschaft kennenlernen und so schon im Vorfeld eine Beziehung herstellen.

Doch derzeit werden die Hebammen von der Politik abgeschafft. Zuallererst hat dies die Beleghebammen und die freiberuflichen Hebammen betroffen. Zum einen gab es einen enormen Anstieg der Versicherungsbeiträge für freiberufliche Hebammen in den letzten Jahren. Zum anderen ist die Entlohnung der Hebammen für die Begleitung einer Geburt durch die Krankenkassen vergleichsweise extrem gering. Versicherungsbeitrag und Entlohnung stehen seit ein paar Jahren in einem derart ungünstigen Missverhältnis, dass Beleghebammen und sehr viele andere freiberufliche Hebammen allerorts ihre Praxen schließen und ihre Arbeit aufgeben mussten.

Für Schwangere ist es an vielen Orten in Deutschland daher derzeit nicht mehr möglich, eine Beleghebamme für die Geburt ihres Kindes zu finden. Fast immer müssen sich Gebärende nun mit den Hebammen arrangieren, die zum Zeitpunkt der Geburt in der gewählten Klinik gerade Dienst haben. Somit können Schwangere für ein so wichtiges Ereignis im Leben wie die Geburt des eigenen Kindes keine Hebamme mehr wählen, die ihnen sympathisch ist, oder diese im Vorfeld bereits kennenlernen. Obwohl Hebammen, Schwangere und Mütter jahrelang erbittert gekämpft, demonstriert und die Politik mündlich und schriftlich zu einem Umdenken

---

[71] Vgl. [wie Anm. 68], 2.
[72] Der Begriff »Beleghebamme« wird in Deutschland regional unterschiedlich verwendet. In einigen Regionen bezeichnen Kliniken auch scheinselbständige Hebammen, die im Schichtdienst arbeiten, als Beleghebammen. Ich verwende den Begriff in diesem Buch ausschließlich, um eine Hebamme zu bezeichnen, die eine Geburt eins zu eins von Beginn bis Ende betreut, die der Gebärenden vor der Geburt bekannt war und persönlich von ihr ausgewählt wurde.

III. Die (Hinter-)Gründe

aufgefordert und Unterstützung verlangt haben, sind keine nennenswerten politischen Lösungen erarbeitet worden.

Zusammenfassend lassen sich also für die vorherrschende Gewalt in der Geburtshilfe folgende Gründe nennen:

1. Die finanziellen Anreize, die den Kliniken für Interventionen geboten werden. Der finanzielle Druck wird hierdurch von den Klinikleitungen an die Ärztinnen, Ärzte und (werdenden) Hebammen weitergegeben im Sinne einer allgemeinen technokratischen Kultur. Das heißt, diese Personen haben bestimmte Anweisungen zu befolgen, die darauf abzielen, unabhängig von der medizinischen Notwendigkeit Geburten »lohnenswert« zu gestalten.
2. Durch das hohe Arbeitspensum, das in den Kreißsälen von zu wenig Personal absolviert werden muss, leidet das Arbeitsklima und es bleiben viele wichtige Aufgaben des geburtshilflichen Personals unerledigt (wie z. B. Aufklärung der Gebärenden, Einholung von Zustimmungen der Frauen, respektvoller und achtsamer Umgang mit Schwangeren, Müttern und Kindern).
3. Die aktuelle Rechtssprechung, die Ärztinnen und Ärzte dazu bringt, sich juristisch in jedem Fall auf der »sicheren Seite« befinden zu wollen, indem sie mehr Eingriffe vornehmen als medizinisch zu vertreten wäre.
4. Die mangelhafte finanzielle Ausstattung der Kliniken bzw. der falsche Einsatz von Mitteln. Es wird in den Kliniken am Personal gespart, sowohl was die Quantität angeht als auch bezüglich der Qualität. Erfahrenes Personal wird ersetzt durch Auszubildende. In den Kreißsälen werden viel zu wenig ausgebildete Hebammen eingesetzt.
5. Die besondere Situation der Geburt, in der sich Mütter dem geburtshilflichen Personal anvertrauen auf der Suche nach Halt und Sicherheit in Zeiten enormer Veränderung, weshalb sie sich in eine Abhängigkeit begeben.
6. Die finanzielle Lage der freiberuflichen Hebammen hat sich derart verschlechtert, dass Gebärbeziehungen nicht mehr im Vorfeld einer Geburt angebahnt werden können.

IV. Erfahrungsberichte von Müttern

Stefanie, Pflegefachkraft, 28 Jahre, Sachsen

Obwohl ich weder paranoid bin noch zu Verschwörungstheorien neige, habe ich durch meine erste Geburtserfahrung das Vertrauen in die ärztliche Geburts»hilfe« komplett verloren.

Ich bin zwar kein ängstlicher, aber ein vorsichtiger Typ und war so als Erstschwangere ein gefundenes Fressen für die Willkür und Profitgier der Menschen, die mich eigentlich hätten stärken und beruhigen sollen.

Die Schwangerschaftsüberwachung wurde engmaschig durchgeführt – von einer netten, Ruhe ausstrahlenden Gynäkologin und einer in der Gynpraxis angestellten Hebamme, die sich in den ganzen Monaten der »Begleitung« weder meinen Namen merken wollte noch das, was ich ihr bei der letzten Begegnung von uns erzählt hatte. Aber gut, in der Praxis ist viel los, da kann man nicht mehr als Fließbandabfertigung erwarten.

Unser langersehntes erstes Wunschkind wohnte etwa acht Monate in meinem Bauch, als meine Frauenärztin anfing, mich zu bearbeiten. Beim Ultraschall begann sie, zweifelnd den Kopf zu schütteln und meinte: »Das wird ein hartes Stück Arbeit, wenn Sie dieses große Kind normal bekommen wollen.« Ein Kind, das sich in Größe und Gewicht immer im mittleren Durchschnitt befand, sollte schwer zu gebären sein? Die Ärztin vermutete ein enges Becken bei mir und schickte mich in die Klinik zur Vorstellung »mit großzügiger Sectio-Indikation«.

Ich war total verunsichert. Hatte ich mich während der letzten Monate stark gefühlt und auf die Geburt gefreut, mit der Gewissheit, dass ich als Frau das ja können muss, so dachte ich nun an die vielen Bekannten, die wegen des berühmten Kopf-Becken-Missverhältnisses per Kaiserschnitt entbunden wurden, an deren postoperative Schmerzen, die Wundheilungsstörungen und die körperliche Unfähigkeit, das eigene Baby zu versorgen und zu genießen.

Ich sollte nun öfter zur Kontrolle kommen, Pipi-Pieks- und Wiegerunde, Ultraschall mit obligatorischem »Soo ein großes Kind ... sooo ein großer Bauch! Aber das ist auch viel Mama«.

Bitte?! Na schönen Dank auch. Abwertende Bemerkungen über sein Äußeres kann man in der späten Schwangerschaft echt gut gebrauchen. Mein Selbstwertgefühl sank proportional zum Wachstum des Bauchumfangs. Im Geburtsvorbereitungskurs bei »meiner« Hebamme wurden am Modell die komplizierten Drehungen gezeigt, mit denen sich das Baby durch den Geburtskanal drängt, und zur Anschauung Saugglocke und Geburtszange herumgereicht. An diesem Abend und an vielen weiteren Abenden weinte ich viel.

Der errechnete Termin kam und verging. Ich war psychisch und körperlich am Ende, hatte Schmerzen, Angst und wollte die Geburt endlich hinter mir haben. Am Freitag vor dem dritten Advent war ich wieder zur Routinekontrolle – nicht bei der Gynäkologin, sondern in der Klinik – da ich ja über Termin war. Wir vereinbarten, dass wir am Montag einleiten.

Als ich zu Bett ging, sagte ich meinem Baby, dass es uns das Liebste auf der ganzen Welt ist und ich und Papa es ganz bald im Arm halten werden. Um vier Uhr morgens war die Nacht vorbei. Ich musste wie so oft ins Bad, nur hatte ich diesmal einen filmreifen Blasensprung. Das Baby wollte offenbar zu uns.

Wir waren verunsichert durch die große Menge an Fruchtwasser, die ich verlor. Wäre das Köpfchen fest im Becken, würde es doch abdichten und nur tröpfchenweise Wasser durchlassen? Einen Anruf im Kreißsaal später brachen wir schon auf. Zwar brauchte ich nicht liegend transportiert zu werden, sollte aber vorsichtshalber gleich kommen.

Ich begann heftig zu zittern und war den Tränen nahe. Die große Aufgabe, das »harte Stück Arbeit« lag jetzt direkt vor mir und wurde real.

Bis man als Gebärende im Kreißsaal ankommt, muss man an einer Menge von Leuten vorbei. Hier anmelden, dort um Einlass bitten, noch mal anmelden, vaginale Untersuchung von der Nachtschichthebamme, Zugang legen durch den Nachtschichtarzt, die Stationsschwester, die Belegschaft der Frühschicht ... ALLE fragten mich mehr oder weniger als Erstes, ob ich denn Erstgebärende sei. Dies konnte ich ja nur bejahen und erntete von fast allen diesen Personen ein unverhohlenes Augenrollen und ein hörbares Seufzen. Danke. Sehr nett.

Ich bekam ein Zimmer auf Station und sollte in regelmäßigen Abständen zum CTG kommen. Dieses Gerät hat einen sehr praktischen Teil, nämlich den Lautstärkeregler. Wirklich praktisch. Den kann man nämlich so laut drehen, dass die Hebamme der Frühschicht im Nebenraum alles hört und so ihren Schreibkram machen und Kaffee trinken kann, ohne sich mit einer langweiligen Erstgebärenden auseinandersetzen zu müssen. Praktisch. Gut, mir hat es fast die Ohren weggepustet und ich war von dem Geräusch zunehmend genervt, um mich gleich darauf für diesen Gedanken zu hassen – schließlich waren das die Herztöne meines ersehnten Babys. Aber praktisch war das schon ... ich wehte vor mich hin.

Gegen Nachmittag wurde mir von derselben Hebamme ein Tropf angehängt, ich vermutete ein Antibiotikum, wegen des frühen Blasensprungs. Auf Nachfrage wurde mir gesagt, das sei ein Wehentropf, damit »hier mal was losgeht«. Die Schmerzen wurden schlagartig unerträglich. Mein Mann klingelte die Hebamme einige Minuten später zurück, die sich sichtlich erschrak und den Tropf hektisch entfernte, denn er sei »viel zu schnell eingelaufen«. Aha. Bei dieser Gelegenheit bat ich darum, ins Wasser zu dürfen, denn ich konnte mit dem Wehenschmerz so nicht umgehen, war total verkrampft. Das ginge nicht, denn dann könnten ja die Wehen weniger werden. Ich war ziemlich enttäuscht und sagte, dass so, wie es ist, ja nichts vorangehen könne, denn ich konnte einfach nicht lockerlassen, war einfach nur unendlich verkrampft. Damals erwartete ich, dass mir ein krampflösendes Medikament gespritzt werden würde. Wie ich heute weiß, hätte die Hebamme mir die Beine ausschütteln können – oder einfach mal etwas mit mir plaudern, um mich zu beruhigen. Die tatsächliche Reaktion war ein strenger Blick aufs CTG, der Satz »Das ist noch nichts« und das Verlassen des Raumes.

So gingen die Stunden dahin zwischen CTG und Aufenthalt im Zimmer auf Station.

Um 19.00 Uhr wusste ich wirklich nicht mehr weiter. Ich habe so unter den Wehen gelitten und konnte nicht damit umgehen. Im Vorbereitungskurs haben wir die Atemtechniken nur kurz und oberflächlich angesprochen, denn dies würde man während der Geburt schon gezeigt bekommen.

Nur von wem? Ich war fast die ganze Zeit mit meinem Mann alleine, auch auf Verlangen nahm sich niemand Zeit für mich. Ich fragte nochmals nach einer Hebamme – es sei keine im Haus, man müsste die Nachtschicht eher zum Dienst rufen – ob ich es denn nicht noch bis 21.00 Uhr aushalten könne? Nein. Ich wollte jetzt eine Hebamme sehen.

Ich wurde nun endgültig in den Kreißsaal verlegt und bekam – ein CTG. Und war wieder allein mit meinem Mann, der mittlerweile auch an seine emotionalen Grenzen stieß.

Die mittlerweile dritte Hebamme traf irgendwann ein, leistete uns auch immer wieder kurz Gesellschaft, und ich war nun optimistisch, dass ich bald mein Kind bekomme. Was den Umgang mit den Wehen betraf, verbesserte sich leider nichts, ich konnte mich nicht auf die Atmung konzentrieren, wusste nicht, was ich tun sollte, und veratmete einfach irgendwie. Bald hatte ich schlimme Halsschmerzen, Fieber und Nierenschmerzen, was in den nächsten Stunden meine Stimmung zu völliger Verzweiflung steigerte. Immer wieder kamen neue Gesichter, Assistenzärzte, zwei weitere Hebammen (inzwischen war eine zweite Wehende eingetroffen, die ihr Kind in nur 45 Minuten nach Eintreffen empfangen hatte – ich war so neidisch), um mal nach mir zu schauen, wie ich so in Käferstellung mit den gespreizten Beinen zur offenen Kreißsaaltür lag. Die Würde einer Gebärenden ...

Ich jammerte und weinte und bettelte um die PDA, die ich gegen Mitternacht schließlich gesetzt bekam.

Etwa 15 Minuten verschaffte mir diese ein Verschnaufpause, und ich döste immer wieder weg, fühlte mich durch das Fieber aber wirklich elend. Mit aller Wucht kamen die Schmerzen dann zurück, trotz Aufspritzen wurde es auch nicht mehr besser. Ob das an den Schmerzen aufgrund meines Nierenstaus lag oder die PDA nicht richtig saß, konnte niemand beantworten.

Mein Baby rutschte einfach nicht tiefer. Durch die Schmerzen, das Dauer-CTG und die PDA war ich bewegungsunfähig. So konnte ich auch die Schwerkraft nicht für mich nutzen und verlor fast den Verstand. Ich hatte große Angst. Das wurde nicht besser, als ich mitbekam, wie der eifrige Assistenzarzt zum Dammschnitt ansetzte. Mein Baby war noch nicht mal durchs Becken gerutscht! Was sollte das?! Mein Mann erkannte glücklicherweise diesen Irrsinn und hielt den Arzt mit einer strengen Ansage zurück. Ich verlor den Bezug zu meinem Baby und wusste zwischendurch nicht mehr, warum ich dort war. Da war nur noch Leid und Verzweiflung. Es hätte mir bestimmt geholfen, wenn mich eine der Hebammen mal daran erinnert hätte, dass ich gerade mein Baby bekomme. Das war leider nicht der Fall.

Es war 4.00 Uhr am Morgen des dritten Advents. Als jemand, der ab Mitte November das Handy mit »Last Christmas« klingeln lässt, war mir das durchaus wichtig.

Der Chefarzt erschien zu meiner Verwunderung im Kreißsaal, und ich wusste, dass das nichts Gutes hieß. Man habe ihn gerufen, weil ich nun seit über vier Stunden eröffnet sei und das dann Vorschrift sei. Man bereite jetzt den Kaiserschnitt vor.

NIEMAND hatte mir zuvor gesagt, dass ich voll eröffnet war! Da ich in rascher Abfolge und teilweise auch gleichzeitig so viele verschiedene »Helfer« hatte, die alle »bloß mal schauten«, vermutete ich, dass jeder dachte, ich sei schon über den offenen Muttermund informiert, und man mir deshalb nur die Information gab, es habe sich nichts verändert.

Was hätte es für meine Motivation bedeutet, wenn ich das gewusst hätte? Was hätte es für meinen Körper, für die Wehenarbeit bedeutet, wenn ich mich getraut hätte, vorsichtig mal mitzuschieben? Der Gedanke, dass ich vielleicht stundenlang potentiell produktive Wehen ins Nichts veratmet haben könnte, weil ich noch auf dem Stand »Bloß noch nichts machen!« war, treibt mir heute noch vor Zorn die Tränen in die Augen. Statt mir eine kraftvolle Geburt zu ermöglichen, bereitete man nun vor, mich aufzuschneiden! Mir war in dem Moment völlig klar, dass ich – in meinem Zustand und der vielleicht sogar nicht richtig platzierten PDA – auf jeden Fall eine Vollnarkose bekommen und von der Ankunft meines Kindes ausgeschlossen werden würde. Diese Gedanken waren erst ein paar Sekunden alt, als ich von einem heftigen Wehensturm erfasst wurde, der mein Kind in einem Rutsch durch den Geburtskanal flitzen ließ. Ich schrie vor Euphorie: »Das Baby kommt!«

Diese Geschwindigkeit hat mich dann doch etwas überrascht, und ich presste zögerlich mit. Wie bei allem, was man zum ersten Mal tut, beginnt man meist vorsichtig. Der vom Nierenstau ausgehende Schmerz überlagerte alle körperlichen Empfindungen, sodass ich nicht genau sagen konnte, wann ich eine Wehe hatte.

Da ich als Erstgebärende die Zeit aller Anwesenden schon genug eingenommen hatte, beschloss der schon erwähnte Assistenzarzt, mir schwungvoll auf den Bauch zu springen und mein Kind gewaltsam aus mir herauszudrücken (»Kristeller-Handgriff«). In dem Moment war ich so fertig und überfordert, dass es mich nicht mal gestört hat. Im Gegenteil, ich war noch dankbar und wollte einfach nur unser Baby, das wir uns so lange gewünscht hatten und das ich nun so hart hatte erkämpfen müssen! Nie werde ich den Anblick dieses kleinen perfekten Menschleins vergessen, das mit seinen riesigen schwarzen Augen entsetzt um sich blickte, bis es endlich meine Augen fand und auf meinem Bauch gleich zur Ruhe kam. Es war wieder vier Uhr früh, 24 Stunden nach dem Blasensprung, und mein Mann und ich waren vor Glück ganz euphorisch. Da war nur noch Liebe.

Unser Baby war gesund, rosig und normal in Gewicht und Größe!

Ab da habe ich kaum Erinnerungen, außer dass (wieder derselbe) Arzt keine fünf Minuten nach der Geburt plötzlich ruckartig an der Nabelschnur riss und ich vor Schmerzen erneut aufschrie. Was da hätte passieren können! Ohne Not, einfach, weil diese langwierige Erstgeburt doch endlich abgehakt werden sollte, hat er mich gefährdet und mir wehgetan. Er bekam dafür von der (fünften) Hebamme auf die Finger gehauen. Ohne weitere Manipulation löste sich die Plazenta etwa 15 Minuten später vollständig, und mein Damm war unverletzt.

Es war endlich geschafft, und wir begrüßten das kleine Wunder.

Die Zeit auf der Wochenbettstation war eine Katastrophe, die Stillberatung sah so aus, dass man mein Baby grob am Kopf packte und fest an meine wunde Brust drückte. Ich fragte danach nicht wieder nach Hilfe beim Stillen, weil ich nicht wollte, dass meinem Baby wieder wehgetan wird. Stattdessen versuchte ich mein Bestes und orderte Zufütterfläschchen.

Zu Hause habe ich einige Wochen gebraucht, um zum schmerzfreien Vollstillen zu gelangen. Darauf bin ich sehr stolz. Ich habe mein großes Kind zwei Jahre gestillt, bis es selbst nicht mehr wollte.

Neben den Startschwierigkeiten beim Stillen hatte es aber noch mit einem ausgeprägten KISS-Syndrom zu kämpfen. Durch den unphysiologischen Druck auf die kindliche Wirbelsäule beim Kristellergriff entsteht das häufig. Bei unserem Kind konnte es erfolgreich in zwei Behandlungssitzungen beseitigt werden, sodass aus unserem Schreibaby noch ein ausgeglichener und fröhlicher Mäusespeck wurde.

Ich hätte es früher nicht geglaubt, dass Frauen schon in der Schwangerschaft und unter der Geburt systematisch verunsichert werden und dass zusätzlich mit schlechter Betreuung Schnittentbindungen wegen der finanziellen Vorteile provoziert werden. Dass Mütter und Babys gefährdet oder verletzt werden – zugunsten der Klinikroutine. Das sehe ich heute anders.

Ich kann es nicht beweisen und nicht mehr ändern, aber ich habe die richtigen Schlüsse für mich daraus gezogen.

Ohne Kaiserschnitt hatte ich dennoch das Gefühl, mein Kind nicht selbst, aus eigener Kraft geboren zu haben. Es wurde mir von einem fremden Mann aus dem Bauch gedrängelt.

Ich las schon einige Wochen später Odent und Gaskin sowie unzählige Berichte von natürlichen Geburten. Hätte ich diese Bücher doch ein paar Monate eher entdeckt! Anstelle dieser sinnlosen Babyratgeber, die einem nur erzählen, was in die Kliniktasche gehört, wie viele Fläschchen und Sauger in die Erstausstattung müssen (heute weiß ich: keine!) und in welche Phasen man eine Geburt einteilt. Doch nun wusste ich es besser und ging meine nächste Schwangerschaft mit einer ganz anderen Grundeinstellung an.

Jene zweite Schwangerschaft ließ ich von einer wundervollen Hausgeburtshebamme begleiten und brachte mit ihr, einer zweiten Hebamme und natürlich mit meinem Mann dieses Kind in Sicherheit und selbstbestimmt in einer kraftvollen Geburt selbst zur Welt. Wieder in der Adventszeit, wieder verletzungsfrei, im Gebärpool neben dem Weihnachtsbaum!

Ich wünsche mir von Herzen, dass diese Art der Geburtskultur erhalten bleibt, denn solche Geburten brechen die Frauen nicht, sondern machen sie zu starken Müttern!

Nadine, Produktionshelferin, 25 Jahre, Baden-Württemberg

Mein Trauma begann im Dezember 2010. Ich hatte ab der 28. Schwangerschaftswoche immer wieder mit Wehen zu kämpfen, die sich auf den Gebärmutterhals auswirkten. Mit viel Schonung durch Liegen und keinerlei Belastungen durch Haushaltsarbeiten oder Heben wurde mein Befund wieder stabil, und mein Gebärmutterhals war wieder in einem normalen Zustand. Während dieser Zeit war mein Partner als Haushaltshilfe daheim.

Da der Befund sich so gebessert hatte und sich mein Gebärmutterhals wieder aufgebaut hatte, konnte mein Frauenarzt mir nicht weiter die Notwendigkeit einer Haushaltshilfe bescheinigen und mein Partner dadurch nicht weiter zur Unterstützung zu Hause bleiben. Kurze Zeit später in der 33. Schwangerschaftswoche nahm alles seinen Lauf. Ich bekam starke, sehr starke Wehen im Abstand von ca. zwei Minuten.

Ich wurde mit dem Krankenwagen in eine nahegelegene Klinik eingewiesen. Ich kam sofort in ein Wehenzimmer, mir wurde ein CTG angelegt, und ich wurde alleine gelassen. Während des CTGs kam auch mein Partner im Krankenhaus an. Danach gingen wir zusammen ins Untersuchungszimmer, und die Hebamme machte einen Ultraschall. Das Kind lag in Schädellage, der Gebärmutterhals war verstrichen und der Muttermund 2 bis 3 Zentimeter auf. Die Ärztin tastete nach dem Muttermund und holte dann die Hebamme hinzu, die ebenfalls den Muttermund tastete. Meine Wehen waren mittlerweile auch durch den Stress wieder zurückgegangen und kamen unregelmäßiger im Abstand von zehn Minuten.

Noch während ich im Untersuchungszimmer lag, telefonierte die Ärztin im gleichen Raum mit dem Oberarzt. Nachdem das Telefonat beendet war, sagte sie uns, dass nur ein Kaiserschnitt möglich wäre. Ich habe daraufhin meine Sachen geschnappt und das Zimmer verlassen. Ich habe deutlich gemacht, dass ich keinen Kaiserschnitt möchte, und fragte, welche Gründe es denn hierfür gäbe. Gründe wurden mir nicht genannt. Ich wurde vor die Wahl gestellt, entweder ich verlasse sofort das Krankenhaus, auf eigene Verantwortung, oder aber ich unterschreibe die Zustimmung zum Kaiserschnitt. Man würde mir jetzt einen venösen Zugang in den Arm legen und eine Blutuntersuchung für die Operation machen. Ich lehnte ab, da ich die OP nicht wollte und mir keine Gründe hierfür genannt werden konnten.

Man wollte mir zu dem Zeitpunkt den Zugang ausschließlich zur Vorbereitung auf den Kaiserschnitt legen.

In meiner Akte wurde später behauptet, ich hätte mich gegen die Routinemaßnahmen gesträubt und mich geweigert zu unterschreiben, dass ich auf eigene Verantwortung handle. Allerdings handelte es sich hierbei um einen ganz anderen Zettel. Die Ärzte forderten nämlich, dass ich unterschreibe, dass ich auf eigene Verantwortung die Klinik sofort verlasse, wenn ich mich nicht füge. Draußen herrschte zu diesem Zeitpunkt absolutes Schneechaos, und die Straßen waren nicht geräumt. Ich hatte während der Untersuchung erwähnt, dass ich eigentlich eine Hausgeburt wollte, aber das ja leider in der 33. Schwangerschaftswoche noch nicht gehe.

Die Hebamme und Ärztin »verfolgten« uns richtig, ich bekam nicht die Möglichkeit, kurz mit meinem Partner alleine zu reden, obwohl ich dies immer wieder sagte. Sie wollten endlich die Zustimmung zum Kaiserschnitt von mir oder als einzige Alternative: dass ich auf eigene Verantwortung sofort die Klinik verlasse. Ich bat darum, meine Hebamme anrufen zu dürfen, die ich leider nicht erreichen konnte, da ich nur die mobile Nummer für ihr Auto dabeihatte. Wir mussten wieder zurück ins Wehenzimmer, damit man das CTG wieder anschließen konnte.

Ich habe mich zu keiner Zeit geweigert, ein CTG schreiben zu lassen, wie später in den Akten behauptet wurde. Allerdings hat das CTG eine Weile nicht richtig aufgezeichnet, weil sich meine Tochter immer wieder weggedreht hat oder es beim Bewegen verrutscht ist. Auf meinen Hinweis dazu hieß es: »Das ist jetzt nicht wichtig. Unterschrieben Sie endlich die Einwilligung.« Ich denke, dass man deshalb in die Akten geschrieben hat, ich hätte mich geweigert, ein CTG zu schreiben; denn mit dem CTG, bei dem immer wieder nichts aufgezeichnet wurde, konnten sie nichts anfangen. Und es wäre vielleicht im Zweifelsfall für die Ärzte zum Problem geworden, wenn etwas passiert wäre.

Ich wurde weiter unter Druck gesetzt. Teilweise waren die Hebamme, die Ärztin, die Schwester von der Kinderklinik, der Oberarzt und der Anästhesist anwesend. Alle redeten pausenlos auf mich und meinen Partner ein. Ihm wurde gesagt, wenn er mich mitnehmen und in eine andere Klinik fahren würde, würde ich unter seinen Händen verbluten und er könnte nichts dagegen tun. Daraufhin traute er sich nicht mehr, mich mitzunehmen, zumal draußen Schneechaos war und die Straßen glatt und nicht geräumt waren – was natürlich auch dem Personal klar war. Dennoch wurde ich immer wieder damit unter Druck gesetzt: Wenn ich nicht endlich unterschreibe, dann habe ich sofort die Klinik zu verlassen. Ständig fielen Sätze wie »Sie werden verbluten« oder »Ihr Kind wird sterben«. Dabei ging es sowohl mir als auch meinem Kind zu diesem Zeitpunkt gut (Akte letztes CTG vor dem Kaiserschnitt wurde kommentiert mit »CTG gut«).

Wäre es wirklich eine lebensbedrohliche Situation für mich oder das Kind gewesen, dann hätten die Ärzte nicht abgewartet, bis ich unterschreibe, denn im Notfall bleibt für die Unterschrift normalerweise keine Zeit. Und bei einer Notsituation, die man mir erklären kann, hätte ich selbstverständlich zugestimmt.

Irgendwann habe ich dann meine Unterschrift auf ein Blatt gesetzt, das mir vors Gesicht gehalten wurde, da ich Schmerzen durch die Wehen hatte und nach so vielen Stunden nicht mehr in der Lage war, mich weiter mit dem Personal auseinanderzusetzen. Zudem war mir klar, dass mein Partner, der mittlerweile total eingeschüchtert war, mich hier nicht mehr rausholen würde. Er stand wortlos in einer anderen Ecke des Raumes, weit weg von mir, und sagte nichts. Die Möglichkeit, die Einwilligung in Ruhe durchzulesen, bekam ich nicht. Allerdings war dort noch nichts handschriftlich eingetragen, dies wäre mir aufgefallen. Auch sah ich beim Unterschreiben, das die Unterschrift der Ärztin schon drauf war. Nach meiner Unterschrift bin ich psychisch zusammengebrochen. Ich wünschte dann eine Vollnarkose, denn ich wollte davon keinesfalls mehr etwas mitbekommen.

Laut Akten habe ich um 1.10 Uhr meine Unterschrift gegeben und wurde zu dieser Zeit noch aufgeklärt. Allerdings nur vom Narkosearzt. Um 1.35 Uhr lag ich schon im Operationssaal. In den 25 Minuten dazwischen hatte ich ebenfalls keine Möglichkeit, noch einmal mit meinem Partner zu reden. Der Narkosearzt brachte mir etwas zu trinken, das meinen Darm lahmlegen sollte. Die Hebamme war ständig anwesend, damit ich mich jetzt endlich umziehe. Meine Bitte danach, einige Minuten mit meinem Partner alleine zu sein, wurde ignoriert.

Im Operationsaal selbst waren die Ärzte richtig unfreundlich. Ich bekam Panikattacken, hyperventilierte. Mir wurde mit den Worten »Das ist jetzt gerade wirklich sehr förderlich für Sie und ihr Kind« eine Sauerstoffmaske ins Gesicht gedrückt, während mir jemand anderes den Zugang legte und wiederum jemand anderes meinen Bauch und Unterleib desinfizierte. Dann bekam ich die Narkose gespritzt. Eine Vorbereitung darauf, was im OP auf mich zukommen wird, fand nicht statt. Ich fühlte mich entmündigt, ausgeliefert und missbraucht. Ich lag nackt vor vielen Menschen da, die mich behandelten, als wäre ich nur ein Tier auf der Schlachtbank, das es nicht wert war, dass man sich menschlich kümmert.

Es wurde also zweimal ein CTG geschrieben, ein Ultraschall wurde gemacht, und der Muttermund wurde getastet. Danach wurde die Dringlichkeit zum Kaiserschnitt genannt. Meiner Meinung nach hätte man nichts Weiteres unternehmen müssen nach den Untersuchungen, da eine Geburt ein natürlicher Vorgang ist und es keine Notsituation gab. Wäre es später zu einer gekommen, hätte man immer noch einen Kaiserschnitt machen können. Bei meinem Sohn bin ich mit fast dem gleichen Befund noch zwei Wochen daheim rumgelaufen (vorzeitige Wehen in der 35. Schwangerschaftswoche, 2 Zentimeter Muttermund offen, Wehen hörten nach einigen Stunden plötzlich wieder auf).

Ich wurde zu keiner Zeit über die Risiken eines Kaiserschnitts aufgeklärt. Ebenso wurde ich nicht über Behandlungsalternativen aufgeklärt. Die Ärzte haben versäumt, mir Zeit für eine Entscheidung einzuräumen, da ich permanent unter Druck gesetzt wurde und ich nicht mit meinem Partner allein gelassen wurde. Eine stationäre Aufnahme ohne Operation wurde mir nicht angeboten (wie behauptet wurde laut Akte). In der Akte selbst befinden sich sehr viele Nachtragungen, die Zeiten springen immer wieder zurück. Nur haben die Ärzte ein wichtiges Detail vergessen. Sie haben zwar geschrieben, dass sie mich aufgeklärt hätten über die Sectio, was aber kaum zu glauben ist bei folgenden Aktenauszügen:

1.10 Uhr: Patientin erklärt sich mit Sectio einverstanden (der Moment, als ich den Zettel unterschrieb), Aufklärung durch Anästhesist und Arzt.

1.16 Uhr: CTG ab (da verließen die meisten den Raum) und ich musste mich umziehen.

Wie man sieht, liegen nur sechs Minuten zwischen Einwilligung und der Vorbereitung zur OP. Sechs Minuten, in denen ich die Einverständniserklärung unterschrieb und man mich über die Narkose aufklärte – was auch richtig war. Und angeblich auch über die Risiken der Sectio. Wie soll dies möglich sein in einem so kurzen Zeitintervall? Weiter finde ich die Reihenfolge mehr als interessant. Denn wie laut Akten selbst geschrieben wurde, habe ich zuerst eingewilligt und wurde dann aufgeklärt. Eine rechtswirksame Einwilligung setzt aber voraus, dass die Risiken davor erläutert werden! Man ignorierte meinen psychischen Zustand komplett. Ich habe nur geweint und geschrien. War total verzweifelt. Aber niemand hat darüber mit mir gesprochen, auch in der Akte findet sich hierzu nichts. Nach gut 24 Stunden habe ich auf eigene Verantwortung die Klinik verlassen, da ich es dort nicht mehr ausgehalten habe.

Die Folgen des Kaiserschnitts: Ich war psychisch am Ende – so sehr, dass ich mein eigenes Kind erst nicht sehen wollte und später nicht die Kraft hatte, ständig zu ihr ins Krankenhaus zu gehen (sie lag sechs Wochen auf der Frühchenstation). Ich stand damals kurz vor der Zwangseinweisung in die Psychiatrie, weil es mir so schlecht ging und ich nur noch sterben wollte. Ich hatte durch die Geburt eine posttraumatische Belastungsstörung.

Bis heute habe ich immer wieder psychische Tiefs, kann oft nicht schlafen oder wache schreiend wieder auf. Ich zittere oft am ganzen Körper, und das Geschehene läuft wie in einem Film immer wieder vor mir ab.

Dennoch kann ich sagen, dass es mir mittlerweile sehr viel besser geht als noch kurz nach der Geburt. Mein Pferd, das ich mir gekauft habe, »therapiert« mich. Durch ihn habe ich extreme Fortschritte gemacht.

Meine Tochter musste die sechs Wochen in der Klinik bleiben. Sie brauchte »nur« eine Atemhilfe und hatte eine Magensonde. Sie konnte ihre Temperatur noch nicht halten und wurde nach einigen Tagen vorsorglich bestrahlt (da der Bilirubinwert gestiegen war).

In der Akte ist noch vermerkt, dass ein gestresst wirkendes Kind entwickelt wurde. Meine Tochter musste ja alles mitbekommen und war über Stunden dem gleichen Stress ausgesetzt wie ich. Da wundert mich das ehrlich gesagt überhaupt nicht.

Es wurde über meine Krankenkasse ein Gutachten über den Medizinischen Dienst der Krankenkassen erstellt, das zu folgendem Ergebnis kommt: Man hätte mich über die Möglichkeit der spontanen Entbindung aufklären müssen und weiter: dass zu keiner Zeit eine Gefahr für mich oder mein Kind bestand.

Ich hatte bis September 2011 jeden Tag wahnsinnige Schmerzen. Ich konnte nichts mehr machen. Ohnmachtsanfälle beim Haushalt waren an der Tagesordnung, und ich konnte mein Kind nicht auf den Arm nehmen. Die Schmerzen machten mich wahnsinnig. Bei jeder Bewegung nur eines: Schmerzen. Immer wieder suchte ich Ärzte auf, und immer wieder bekam ich zur Antwort: »Das kann keine Folge vom Kaiserschnitt sein.« Die Einzige, die mir zur Seite stand, war meine Hausärztin. Sie schrieb mir auch Schmerzmittel auf: Tramaldol und Novaminsulfon. Entweder hatte ich Schmerzen, oder ich war so zugedröhnt, dass ich auch nichts machen konnte. Dann geriet ich endlich an einen guten Chefarzt einer anderen Klinik und wurde nochmals operiert. Dort wurden Verwachsungen an der Bauchdecke entfernt und die verwachsene Narbe nochmals ausgeschnitten. Seitdem haben sich die Schmerzen stark gebessert, doch wirklich weg sind sie noch immer nicht.

Mittlerweile wurde auch diese Ursache gefunden: Endometriose in der Kaiserschnittnarbe. Die Schmerzen breiteten sich weiter aus. Zuerst nur während meiner Periode, später hatte ich wieder fast ständig Schmerzen. Solange ich mich schonte, ging es, sobald ich körperlich arbeitete, waren sie die Hölle. Ich arbeitete seit Februar 2012 wieder, und es war die Hölle. Ich sah oft vor Schmerzen nur noch Sternchen, kämpfte mich durch den Tag, um abends weinend zusammenzubrechen, weil ich es nicht mehr aushielt. Jeden Abend schwor ich mir, dass ich das so nicht mehr mitmache, und jeden Morgen stand ich auf und machte weiter. Es war eine Tortur, die mir aber auch zeigte, wie stark mein Wille ist. Ich wandte mich wieder an die Klinik, die mich schon 2011 operierte, wieder an denselben tollen Arzt (sowohl menschlich als auch fachlich).

Im Oktober 2012 wurde ich erneut operiert. Es wurden die Endometrioseherde dabei entfernt. Von dieser Operation erholte ich mich nur langsam, und ich hatte lange Zeit Hämatome. Mittlerweile hatte ich seitdem zweimal meine Periode wieder, und die Schmerzen sind weg. Auch in der restlichen Zeit habe ich keine Schmerzen mehr, auch nicht, wenn ich hart arbeite. Ich fühle mich wie ein neuer Mensch und hoffe, dass es so bleiben wird.

Endlich ein Leben ohne Schmerzen.

Eine Bindung zu meiner Tochter konnte ich erst nach gut einem Jahr aufbauen. Aber jetzt ist sie mein Kind, das ich über alles liebe, und das ist es, was letztendlich zählt. Wir haben es geschafft.

Ich habe mir einen Patientenanwalt genommen und die Ärzte wegen Nötigung und Körperverletzung verklagt. Die Staatsanwaltschaft ermittelt noch. Dennoch ist es erstaunlich, was ich durch die Aussage der Ärzte erfahren habe. O-Ton des Oberarztes: Er wusste, dass mein Problem der Kaiserschnitt ist! Ebenfalls sagte er am Telefon zur Assistenzärztin, die ihn nochmals informierte, dass ich den Kaiserschnitt verweigere. »Wir werden den Kaiserschnitt bei Frau ... so oder so durchführen.«

Selbstbestimmungsrecht? Aufklärung über die Möglichkeit der vaginalen Geburt, die bestanden hätte? Fehlanzeige!

Die Staatsanwaltschaft ermittelt noch immer, und das, obwohl meine Aussage, die meines Partners, die des Oberarztes und der Assistenzärztin längst aufgenommen wurden. Mein Anwalt wertet dies als sehr gutes Zeichen. Denn wenn die Sachlage klar gewesen wäre und man den Ärzten geglaubt hätte, hätte man das Verfahren schon längst eingestellt.

Tina, IT-Systemkauffrau, 27 Jahre, Bayern

Geburt von Pia und Lisa 2012
Ich war in der 18ten Woche schwanger mit Zwillingen, an einem Mittwoch wurde dann bei einer gewöhnlichen Vorsorgeuntersuchung im Ultraschall festgestellt, dass meine Zwillingsmädchen im Bauch verstorben waren. Bisher hatte immer alles gut ausgesehen, die beiden waren immer gut entwickelt. Und auch wenn sie sich eine Plazenta teilten, waren sie bisher immer normal groß und schwer bei den Untersuchungen. Der Tod der beiden hat meinen Mann und mich ziemlich aus der Bahn geworfen. Wir konnten überhaupt nicht verstehen, wie so etwas passieren konnte. Wir hatten uns schon unendlich auf die beiden und den damit verbundenen Trubel gefreut. Meine Frauenärztin war sehr einfühlsam. Sie und ein Praxiskollege haben mit uns geweint, nachdem sicher war, dass die Babys wirklich nicht mehr lebten. Meine Frauenärztin ließ im nächstgelegenen Krankenhaus anrufen und meldete mich dort an.

Nachdem der erste Schock sich etwas gesetzt hatte, fuhr mich mein Mann ins Krankenhaus, wo wir uns vorstellten und uns alles erklärt wurde. Der Tod der Kinder wurde nochmals bestätigt, und mir wurde gesagt, dass meine Babys schon so groß sind, dass sie normal geboren werden müssen. Über Nacht fuhren mein Mann und ich noch mal nach Hause, um das alles sacken zu lassen. Geschlafen haben wir kaum, nur die ganze Nacht abwechselnd geredet und geweint. Am nächsten Morgen sollten wir wiederkommen, damit mit der Einleitung begonnen werden konnte.

Mein Kopf fühlte sich an, als würde er demnächst zerspringen, aber ich musste stark sein, mir stand noch einiges bevor. Den ganzen Tag über passierte nicht viel, ich war auf dem Zimmer und bekam die Cytotec-Tabletten zur Einleitung. Die Klinikseelsorgerin war bei mir, das Gespräch tat mir wirklich gut. Die Wehen begannen nachmittags und wurden gegen Abend wieder leichter.

Etwa um drei viertel neun abends nahm ich die nächsten Cytotec-Tabletten. Kaum zehn Minuten später wurden die Wehen richtig stark. Ich dachte über eine PDA nach, weil ich nicht mehr mit den Wehen umgehen konnte. Mein Mann klingelte nach der Nachtschwester. Da das erste Schmerzmittel nicht geholfen hatte und die anderen Schmerzmittel mich benommen machen würden, wurde entschieden, dass ich gleich in den Kreissaal komme. Die Nachtschwester kam nach einiger Zeit zusammen mit einer Hebammenschülerin wieder auf mein Zimmer. Mein Mann gab mir alles Wichtige mit. Den Geburtsplan, die Deckchen, die ich für meine beiden Engel mitgenommen hatte, und die Kamera für ein Foto von den beiden. Er selbst blieb im Zimmer, weil ihm die Geburt und alles drumherum große Angst machte. Am meisten fürchtete er den Anblick unserer Babys. Für mich war es sehr schwer, alleine zu gehen. Ich hatte auch Angst vor allem, was da kommt, und ich hatte Angst um meinen Mann. Ihm ging es psychisch sehr schlecht.

Im Kreißsaal angekommen, wurde ich über die Pforte gefragt, wer ich bin und wie weit ich in der Schwangerschaft sei. Ich vermutete, dass das die diensthabende Hebamme war. Vorgestellt hatte sie sich zu dem Zeitpunkt aber nicht. Sie wirkte auf mich etwas herrisch und auf jeden Fall sehr selbstsicher. Ich sagte, dass ich in der 18ten Woche sei, worauf sie zur Hebammenschülerin sagte, sie solle mich in Zimmer 4 fahren. Im Kreißsaal war nach meinem Gefühl ein ziemlicher Trubel. Mir kam alles sehr chaotisch vor. Die Hebammenschülerin stellte sich dann erst mal bei mir vor und sagte, dass gleich eine Hebamme kommen würde. Dann ging sie.

Ich kniete mich bei den nächsten schmerzhaften Wehen ins Bett und zog die Decke über mich. Ich wollte das alles nicht mehr. Die Schiebetür ging auf, und die Hebamme von der Pforte kam herein. Ich erzählte ihr, dass ich vor etwa einer halben Stunde den Schleimpfropf verloren hatte und dass mein Muttermund etwa fingerdurchlässig sei. Beides hatte ich festgestellt, als ich die letzte Dosis Cytotec einführte.

Sie wollte mich auch noch mal untersuchen und sagte, dass sie mir danach ein Schmerzmittel geben könne, das mich nicht benommen mache. Ich zog meine Hose aus, sie tastete nach dem Muttermund und sagte, er sei zwei Finger weit offen. Blutungen hatte ich noch keine. Sie fragte noch, ob ich schon Fruchtwasser verloren hätte, was ich verneinte. Im Stehen gab sie mir eine Spritze mit einem Schmerzmittel, das laut ihren Angaben nach etwa 20 Minuten wirken sollte. Dann ging sie wieder raus.

Die nächsten schmerzhaften Wehen kamen, und ich hatte dabei ein komisches Gefühl. Auf einmal rann viel Flüssigkeit aus mir heraus. Vor

Schreck sprang ich aus dem Bett und stellte fest, dass es sich um Fruchtwasser handelte.

Direkt nach dem Blasensprung waren die schlimmen Schmerzen weg. Nur der Druck war noch da. Ich ging in dem Zimmer umher. Eine weitere Wehe kam, und ich merkte, dass etwas aus mir rauskam. Ich schaute wieder nach und sah, dass das erste Baby geboren war. Ich ging zur Schiebetür und sagte laut, dass ich Hilfe brauche. Die blonde Hebamme kam wieder und fragte, was los sei. Ich sagte ihr, dass das erste Kind geboren sei. Daraufhin fragte sie: »Welches Kind?« Ich antwortete: »Na mein Baby.« Ich ging ins Bett zog meine vom Fruchtwasser nasse Hose und Unterhose aus und sah den Kopf des ersten Babys. Die Hebamme drückte ein bisschen auf meinem Bauch herum und sagte, ich solle drücken, was ich auch tat. Kurz darauf sagte sie, dass jetzt das zweite Baby da sei.

Sie fragte, wieso ich Cytotec genommen hätte, ob ich die Babys nicht gewollt hätte. Ich musste ihr erst sagen, dass meine Kinder gestorben waren und dass ich sie deswegen zur Welt bringen musste. Die Hebamme drückte noch etwas auf dem Bauch herum und sagte immer mal wieder ich solle pressen, aber es geschah nichts weiter.

Sie sagte mir noch, dass die beiden um 21.40 Uhr und 21.45 Uhr geboren wurden und dass ich klingeln solle, wenn viel Blut käme. Außerdem sollte ich immer mal wieder versuchen zu pressen. Dann ging sie. Meine Babys wurden nicht abgenabelt, die Nabelschnüre waren noch sehr kurz, deshalb musste ich im Bett liegen bleiben und konnte mich kaum bewegen. Ich drückte immer mal wieder, hatte aber auch Hemmungen dabei. Irgendwann klingelte ich mal nach der Hebamme, da ich nicht wusste, worauf sie wartete. Sie kam rein, schaute nach mir und sagte, dass da noch mehr kommen müsse. Die Ärzte wüssten aber schon Bescheid, sagte sie. Dann ging sie wieder.

Ich versuchte möglichst aufrecht zu sitzen, damit ich meine Babys ansehen konnte. Ich war fasziniert von dem Anblick dieser zauberhaften, perfekten, kleinen Wesen. Im ersten Moment sahen sie für mich ein bisschen aus wie Aliens, aber das verging sehr schnell. Im Nebenzimmer schrie eine Frau ganz hysterisch, ich glaube, das war der Grund, wieso alles so drunter und drüber ging.

Immer wieder kamen beim Pressen größere Mengen Blut und Gewebe mit raus, die Unterlage war schnell komplett rot und auch das Handtuch darunter. Ich glaube, auch das Bett war schon zum großen Teil mit Blut durchnässt. Ich wusste, dass die Plazenta noch nicht geboren war, also klingelte ich nicht wieder.

Etwa eine halbe Stunde nach der Geburt des zweiten Kindes kam eine andere Hebamme. Sie stellte sich bei mir vor und sagte, sie habe meinen Geburtsplan gelesen und schaute nach den beiden. Sie fragte, ob ich noch Wehen hätte, was ich verneinte. Ich fragte, ob man die beiden abnabeln könne, damit ich endlich aufstehen kann. Ich musste ja die ganze Zeit sehr vorsichtig sein, damit ich die Kleinen nicht zerdrücke. Die Nabelschnüre sind in der 18ten Schwangerschaftswoche noch sehr kurz, deswegen lagen die beiden sehr nah an meinem Po.

Die Hebamme nabelte die beiden ab und legte sie in eine Nierenschale aus Pappe. Dann holte sie mir einen fahrbaren Stuhl. Sie setzte Akupunkturnadeln links und rechts neben meinen Nabel und half mir dann auf den Stuhl. Wenn ich das Gefühl hätte, drücken zu müssen, solle ich das tun. Nachdem auch sie mir noch mal sagte, dass die Ärzte noch im OP seien, aber schon Bescheid wüssten, ging sie wieder.

Die Hebamme kam etwas später noch mal rein und schaute nach mir. Sie fragte, ob sich etwas täte, was ich verneinte. Als nichts weiter passierte, half sie mir wieder ins Bett, wo wieder mehr Blut floss. Ich fragte, ob die Seelsorgerin geholt werden könne – das hatte diese mir angeboten bei unserem Gespräch tagsüber. Die Seelsorgerin wusste aus dem Gespräch nachmittags, dass ich die Geburt wohl alleine durchstehen musste, weil mein Mann nicht mitwollte oder konnte, und sie wollte mich unterstützen, damit ich nicht alleine bin. Ich hätte ihren Zuspruch und ihre Hilfe sehr gebraucht in der Situation. Die Hebamme wollte die Seelsorgerin aber wohl nicht aus dem Bett holen und sagte, ich könne morgen mit ihr sprechen. Wieder wurde mir gesagt, dass die Ärzte bald kommen müssten, und dann war ich wieder alleine im Kreißsaal.

Die Ärztinnen kamen dann aber tatsächlich bald, machten einen Ultraschall und sagten, dass die Plazenta noch vollständig in der Gebärmutter sei und dass eine Ausschabung fast unumgänglich sei. Eine der beiden meinte, man könnte versuchen, die Plazenta manuell zu lösen, was allerdings sehr schmerzhaft wäre. Da ich der Ausschabung nur sehr zögerlich zustimmte, versuchte die Chefärztin dann doch, die Plazenta manuell zu lösen. Leider hing sie noch sehr fest und ließ sich nicht lösen, deswegen musste eine Ausschabung sein. Ich fragte, ob ich eine Spinalanästhesie bekommen könne, wie es mir am Vortag der Narkosearzt versprochen hatte. Die Ärztinnen sagten, dass das Legen der Spinalanästhesie zu lange dauern würde, deswegen würde die Ausschabung nur unter Vollnarkose gehen.

Ich weinte zum ersten Mal seit der Geburt. Ich hatte fürchterliche Angst vor der Vollnarkose und davor, dass die Ärzte irgendetwas kaputtmachen und ich nie wieder Kinder bekommen kann. Ich rang mit mir, aber da ich mittlerweile wirklich stark blutete, stimmte ich der Ausschabung unter Vollnarkose zu. Man schickte mir den Narkosearzt. Auch mit diesem sprach ich noch mal über die Möglichkeit der Spinalanästhesie, aber auch er sagte, man könne das sicher machen, aber zum einen würde das Legen länger dauern, und zum anderen würde ich durch das Medikament stärker bluten. Ich stimmte weinend der Vollnarkose zu. Dann fragte ich noch, wie lange die Ausschabung denn dauern würde, und man sagte mir »etwa vier Minuten«.

Ich fragte, ob mein Mann zu mir kommen könne. Jemand gab ihm Bescheid, und er kam nach ein paar Minuten zu mir. Auch er weinte und fragte, wo die Kleinen seien. Ich sagte es ihm, und er schaute kurz in die Pappschale, wo die Mädchen zugedeckt mit ihren Deckchen lagen. Mein Mann fing noch stärker an zu weinen und setzte sich dann zu mir aufs Bett. Er war sehr verzweifelt, und sein Zustand machte mir Angst. Ich hatte ihn noch nie so verzweifelt und zerbrechlich, nein eher zerbrochen gesehen. Wir beide hatten etwas so Wertvolles und Wunderschönes verloren, und doch konnten wir uns in der Situation nicht stützen oder uns Halt geben. Wir erlebten denselben Verlust und waren doch einsam und alleine dabei. Ich bat ihn, mit der Seelsorgerin zu reden, wenn er wieder auf der Station sein würde. Er versprach, dass er das tun wolle, und sagte mehrmals, dass ich mir keine Sorgen um ihn machen brauche. Nach dem Gespräch war das allerdings sehr schwierig für mich.

Immer wieder kam ein Schwall Blut aus mir heraus. Daher sagte ich zu meinem Mann, er solle jetzt besser gehen. Ich lag zugedeckt in meinem Bett, aber die Decke zog auch langsam Blut, und wenn er das ganze Blut gesehen hätte, hätte er sich wohl noch mehr Sorgen um mich gemacht. Er versprach mir, noch mal mit der Seelsorgerin zu sprechen, und ging. Ich war wieder allein im Kreißsaal und wartete. Ich fühlte mich so einsam wie noch nie in meinem Leben, machte mir Sorgen um meinen Mann und wollte meine Kinder halten und einfach nur meine Ruhe haben. Die OP machte mir wahnsinnige Angst, die mir keiner abnehmen konnte. Eine halbe Stunde später war ich immer noch nicht auf dem Weg in den OP. Immer wieder kam schwallweise Blut. Die neuen Einlagen und das Handtuch darunter waren schon wieder komplett blutgetränkt, und auch die Bettdecke war vollgesogen mit Blut.

Ich klingelte nach der Hebamme und fragte, ob ich nicht langsam in den OP solle, weil mir das doch zu viel Blut zu sein schien. Die Hebamme meinte, das sei eindeutig zu viel Blut. Sie sagte den Ärzten Bescheid, dass sie mich sofort holen müssten. Es sei wahrscheinlich ein Gefäß verletzt, und es sei eilig. Als sie mich dann in den OP fuhren, sagte ich noch, in der Wartezeit hätte man jetzt sicher auch eine Spinalanästhesie legen können. Die Ärztinnen meinten, dies sei nicht der Fall, weil kein Narkosearzt frei gewesen wäre. Das war also der Grund.

Ich hatte Angst. Man fuhr mich in den OP, aber nicht so schnell, wie ich glaubte, dass es nötig sei.

Im OP angekommen, wurde ich auf eine Art Schleuse gelegt, womit ich von der einen Seite des Raumes, wo das Bett stand, auf die andere Seite befördert wurde. Dort war ein anderes Bett, mit dem ich in den OP-Raum geschoben wurde. Irgendjemand sagte: »Und, wo sind jetzt die beiden Prinzessinnen?« Die Rede war von den Ärztinnen, was mein Vertrauen in die beiden nicht unbedingt steigerte. Es wurde alles für die Ausschabung vorbereitet, dann hielt man mir eine Maske vor den Mund und sagte, ich solle ein paarmal tief ein- und ausatmen, das wäre Sauerstoff. Ich tat, was mir gesagt wurde, und schaute währenddessen noch mal auf die Uhr. Ich wollte unbedingt wissen, wie lange die OP tatsächlich dauert. Es war 23.45 Uhr. Nach ein paar Atemzügen merkte ich, dass auf einmal etwas anderes mit in dem Sauerstoff war, ich musste husten und schlief dann weinend ein. Um 0.15 Uhr schaute ich auf der Intensivstation das nächste Mal auf die Uhr. Mein Hals brannte, und ich spürte, wie wieder Tränen über mein Gesicht liefen.

IV. Erfahrungsberichte von Müttern

Was ich an der Behandlung in der Klinik als verletzend empfand
Die Geburt von toten Kindern ist von sich aus natürlich schon traumatisch, aber bei dieser Geburt lief vieles noch schlimmer, als es hätte sein müssen.
- Lisa kam alleine zur Welt, bei Pia war dann kurz die Hebamme dabei, die ging aber schnell wieder, ohne die Kinder abzunabeln.
- Meine beiden Mädchen lagen fast eine Dreiviertelstunde an den Nabelschnüren zwischen meinen Beinen, ich konnte mich nicht ordentlich bewegen, weil ich sie sonst zerdrückt hätte.
- Nach dem Abnabeln wurden die Kinder in eine Pappnierenschale gelegt, die eigentlich ein Behältnis für Erbrochenes ist. Das ist für kleine Babys meiner Meinung nach nicht sehr würdig.
- Die erste Hebamme hat mich gefragt, wieso ich unsere Kinder nicht wollte. Normalerweise liest man die Patientenakte, bevor man solche taktlosen Fragen von sich gibt.
- Ich habe sehr viel Blut verloren, wurde aber erst über zwei Stunden nach der Geburt in den OP gebracht.
- Beim Vorgespräch zur Narkose wurde mir versprochen, dass ich eine PDA oder Spinalanästhesie für die Ausschabung bekommen kann. Als die Ausschabung dann nötig war, war das angeblich nicht mehr möglich, weil es zu lange dauern würde, es war aber ab dem Gespräch mit den Ärzten noch Zeit, mich alleine eine halbe Stunde im Kreißsaal auf die OP warten zu lassen. Der Narkosearzt hatte keine Zeit für mich, und das hätte man kommunizieren müssen.
- Ich habe explizit um Fotos von meinen Kindern gebeten. Bekommen hab ich eines, auf dem man nicht mal die Köpfe sieht, weil die Kinder hinter Blumen versteckt wurden. So bekam ich den Eindruck, dass meine Kinder so unästhetisch sind, dass man sie besser versteckt.
- Beim Versuch, einen Fußabdruck von den beiden zu machen, wurde der komplette Fuß von Lisa bis zum Knie hoch verdreht und ihr zweiter Fuß wurde zerdrückt.
- Hätte ich keine Deckchen für die beiden mitgehabt, wäre eine Nierenschale und zwei Papiertaschentücher das letzte Bett meiner Kinder gewesen.

- Die Seelsorgerin, die mir mehrfach angeboten hatte, während oder nach der Geburt zu kommen, und das ausdrücklich gerne auch nachts, wurde nicht gerufen, obwohl ich öfter darum gebeten habe. Zumindest mein Mann hätte sie dringend gebraucht.

Tina, IT-Systemkauffrau, 27 Jahre, Bayern

Geburt von Leon 2013
Unser Sohn kam an einem Sonntag im Sommer 2013 in einem eher alternativ eingestellten Krankenhaus zur Welt, das etwa eine Stunde Fahrtzeit von uns liegt. Das Krankenhaus hat die Auszeichnung »babyfreundlich« und »stillfreundlich«, daher hatte ich es ausgewählt. Nach meiner ersten Geburt hatte ich mir diesmal eine möglichst natürliche Geburt ohne viele Eingriffe gewünscht.

An den Tagen vor der Geburt habe ich oft in der Badewanne gelegen, dort ließen sich die Wehen leichter aushalten und ich fühlte mich wohl. Eigentlich wünschte ich mir eine Wassergeburt für meinen Sohn.

Am Vorabend verbrachten wir die ersten Wehen noch zu Hause. Da wir aber eine sehr lange Anfahrtszeit hatten, sind wir frühzeitig losgefahren. Im Auto waren die Wehen komplett weg, danach im Krankenhaus kamen sie erst wieder, als wir unser Zimmer bekommen hatten und dort etwas Ruhe fanden. Wir haben ein sehr schönes Familienzimmer bekommen, in dem auch mein Mann einen Schlafplatz hatte.

Die Wehen kamen dort schnell wieder regelmäßig und in kürzeren Abständen. Von der Nachtschwester wurde mir geraten, noch ein wenig zu schlafen, da es wohl noch etwas dauern würde. Mir fiel das Schlafen schwer, ich konnte mit den Wehen nur schlecht umgehen, wenn sie mich aus dem Halbschlaf rissen.

Irgendwann zwischen 2.00 und 3.00 Uhr kam ich nur noch schlecht mit den Wehen zurecht. Ich erhoffte mir Hilfe von der Hebamme und wollte gerne in den Geburtspool. Es dauerte etwa eine Stunde, bis die Hebamme V. da war. Während der Wartezeit tigerte ich durchs Zimmer und veratmete die Wehen. V. kam ins Zimmer, und ich informierte sie über den aktuellen Zustand. Sie holte das CTG-Gerät und ließ erst mal ein CTG schreiben. Obwohl ich diesmal regelmäßige starke Wehen hatte, zeichnete das Gerät nichts auf, was mich etwas frustrierte.

V. schaute dann noch nach dem Muttermund, der sich trotz der inzwischen fast elf Stunden Wehen nicht weiter verändert hatte und gerade mal bei 1,5 Zentimetern war. Die Hebamme empfahl mir auch, noch etwas zu schlafen. Sie werde mir Schmerzmittel geben, damit ich leichter schlafen könne. Zu der Zeit sagte ich das erste Mal, dass ich keinesfalls ein Schmerzmittel haben möchte, das mich benommen macht. Also bekam ich eine Buscopan-Tablette, und ich versuchte wieder zu schlafen. Die Wehen wurden etwas seltener, aber wieder kam ich nicht gut damit zurecht, wenn sie mich aus dem Schlaf rissen. Etwa um fünf klingelte ich erneut nach der Schwester, weil das Schmerzmittel wenig half. V. kam zu mir, und das nächste CTG wurde geschrieben. Wieder waren darauf keine Wehen zu sehen. Meine Frustration stieg, und alle möglichen Horrorszenarien gingen mir durch den Kopf. Ich hatte Angst, dass mein Körper das nicht kann und wir mit einem Kaiserschnitt enden.

Nach dem CTG schaute V. wieder nach dem Muttermund, der immerhin mittlerweile bei 2 Zentimetern war. Langsam freundete ich mich mit dem Gedanken an eine PDA an, in der Hoffnung, dass der Muttermund dann schneller und einfacher aufgeht. Ein Kaiserschnitt unter Vollnarkose war meine absolute Horrorvision von der Geburt. Wenn ich jetzt eine PDA bekommen würde, wäre ein Kaiserschnitt zumindest ohne Vollnarkose möglich – so war meine Hoffnung. Beim nächsten CTG waren zumindest kleine Ausschläge bei den Wehen erkennbar, und der Muttermund war bei der Untersuchung nach dem CTG bei 3 Zentimetern.

Ich sprach mit der Hebamme darüber, welche Möglichkeiten wir haben. Die meiste Hoffnung setzte ich in den Geburtspool. Mit PDA wäre das ja nicht mehr möglich. V. machte mir keine Hoffnungen, dass der Pool viel bringen würde. Sie rechnete bei dem Geburtsfortschritt nicht mit einer Geburt vor vier, eher fünf Uhr nachmittags, was mich dazu veranlasste, einer PDA zuzustimmen.

Die notwendigen Unterlagen wurden gebracht, mein Mann füllte sie aus, und ich unterschrieb darauf. Ich kam mit den Wehen nicht mehr zurecht. Es dauerte lange, bis eine Assistenzärztin kam und mir den Zugang legte, den ich für die PDA brauchte. Ich erhielt eine Infusion mit Flüssigkeit, die für die PDA nötig war. Wir warteten das Frühstück noch ab, und dann ging es in den Kreißsaal. Das Frühstück kam erst um kurz vor neun, mein Mann aß noch etwas, aber ich hatte keinen Hunger mehr. Ich wollte endlich in den Kreißsaal und meine PDA bekommen.

Im Kreißsaal angekommen, gab V. gleich der Narkoseärztin Bescheid, dass ich eine PDA bekommen soll. Sie ging in das Büro/Zimmer der Ärztin und besprach das dort mit ihr. Als sie zurück zu uns in den Kreißsaal kam, untersuchte sie mich wieder und meinte, dass der Muttermund inzwischen gut aufgegangen wäre und dass wir es erst mal ohne PDA versuchen. »Wir schaffen es auch so«, war ihre Aussage. Im Nachhinein habe ich erfahren, dass die Narkoseärztin für zwei OPs eingeteilt war und deswegen keine Zeit für meine PDA hatte.

Im ersten Moment war ich enttäuscht, weil ich nicht wusste, wie ich das überstehen sollte, danach war ich aber ernsthaft motiviert, es wirklich ohne PDA zu schaffen. Im Hinterkopf kam gleichzeitig wieder die Angst vor einem Kaiserschnitt unter Vollnarkose auf. Auf meine Nachfrage, wie weit der Muttermund denn offen sei, zeigte mir V. mit drei Fingern etwas, das wohl 5 bis 6 Zentimetern entsprach. Auch die Assistenzärztin, die mir den Venenzugang gelegt hatte, schaute noch mal nach und sagte dann, dass ich bei 4 Zentimetern bin. V. holte die Ärztin ins Nebenzimmer zu einem Vier-Augen-Gespräch. Ich glaube, es ging darum, dass sie mich nicht mit solchen Angaben demotivieren sollte.

Im Kreißsaal lag ich die meiste Zeit auf dem Kreißbett, meist etwas seitlich, das CTG lief nun dauerhaft mit. Dass auch ein mobiles CTG vorhanden war, merkte ich erst später. Anleitungen, wie ich besser mit den Wehen klarkommen kann, oder zu »Turnübungen«, die die Geburt voranbringen, bekam ich leider nicht.

Trotzdem konnte ich die Wehen im Kreißsaal erst mal viel besser ertragen. Die Hebamme überlegte kurz laut, ob ich jetzt in den Pool wollte, sagte aber gleich darauf, dass das nicht gehe, wegen des CTGs. Die Herztöne von meinem Sohn sackten ein- bis zweimal nach den Wehen ab, deswegen wäre es wichtig, dass da ein Auge drauf geworfen werde. Im Nachhinein habe ich allerdings erfahren, dass das ganz normal ist, und dass das Dauer-CTG deshalb nicht zwingend notwendig war.

Für einen Toilettengang wurde ich vom CTG abgehängt, danach durfte ich im Kreißsaal kurz etwas stehen bleiben. Ich stand vor dem Wickeltisch. Wenn Wehen kamen, hielt mich mein Mann fest. Nach wenigen Minuten kam V. wieder in den Raum und hing mich ans mobile CTG an. Es dauerte etwas, bis das Gerät richtig saß. Mein Mann sollte für mich beobachten, ob die Herztöne des Kleinen unter 100 fallen. Soweit ich mich erinnere, ist das aber erst viel später noch mal passiert, als der Kleine durchs Becken musste.

Ich schätze, irgendwann um elf kam die Entscheidung der Hebamme, dass meine Wehen für die Geburt nicht ausreichen, es sollte ein Wehentropf angehängt werden. Ich hatte Angst vor dem Tropf und fragte, ob ich dann eine PDA haben kann. Das wurde verneint, dafür wäre es schon zu spät. Ich könne aber ein anderes Schmerzmittel bekommen. Auf meine Nachfrage bekam ich die Antwort, dass es sich um Meptid handeln würde. Das lehnte ich allerdings ab, da ich gelesen hatte, dass das ähnlich wirkt wie Opiate. Ich hatte Angst, dass es bei meinem Sohn auf die Herzfrequenz schlägt und ein Notkaiserschnitt notwendig wird. Die Hebamme versuchte mir immer wieder zu erklären, dass der Tropf die Wehen nicht schlimmer, sondern nur anders machen würde.

Das war gelogen. Der Tropf wurde angehängt, und es dauerte keine zwei Wehen, bis die Schmerzen so extrem wurden, dass ich nur noch durch lautes, hysterisches Schreien und gleichzeitiges Weinen überhaupt durch die einzelnen Wehen kam. Sehr bald nachdem der Tropf angehängt wurde, öffnete V. ungefragt die Fruchtblase und fragte mich, ob es jetzt leichter sei, was allerdings kaum der Fall war.

Der Muttermund war zu dieser Zeit wohl bei etwa 7 Zentimetern. In den Wehenpausen unterhielt ich mich mit V. und der Ärztin darüber, welches Schmerzmittel ich jetzt bekommen könnte. Ich konnte nicht mehr vor Schmerzen und willigte nun der Gabe von Meptid ein. V. mochte es mir nicht geben, weil sie mich wohl nicht mehr für zurechnungsfähig hielt, als ich das Einverständnis gab. So bekam ich erst mal ein Buscopan-Zäpfchen, was allerdings an den heftigen Schmerzen überhaupt nichts änderte. Mein Mann setzte durch, dass der Tropf abgestellt wurde.

Daraufhin wurde der Chefarzt dazugeholt. Ohne zu fragen, stellte dieser den Tropf wieder an. Auf mein Flehen nach einem Schmerzmittel hieß es dann, jetzt gibt's kein Schmerzmittel mehr, jetzt wird ein Kind geboren.

Ich könne schon mal ein bisschen mitpressen, wenn mir das helfe. In einer der nächsten Wehen hat mich der Chefarzt »untersucht« und dabei den Rest vom Muttermund, der noch übrig war, »wegmassiert«, wieder ohne Nachfragen und ohne Vorwarnung. Ich hatte dabei schreckliche Schmerzen und habe fürchterlich geschrien. Das waren die schlimmsten Schmerzen, die ich bisher erlebt hatte. V. machte die Beinstützen am Bett fest und meinte, ich solle mal ausprobieren, ob ich mit den Beinen dort drinnen besser pressen könne. Ich war mittlerweile so weggetreten vor Schmerzen, dass ich die Beine einfach dort ließ. In den Wehen presste ich mit, in einer Wehenpause fragte ich die Hebamme, ob der Kleine nun überhaupt schon im Becken sei, was verneint wurde.

Trotzdem presste ich von jetzt an in jeder Wehe mit, so konnte ich wenigstens nicht so laut schreien. Einen wirklichen Pressdrang hatte ich nur zwei- bis dreimal, die restliche Zeit war das Pressen extrem anstrengend und ich hatte das Gefühl, es war auch ziemlich sinnlos.

Bei den letzten Presswehen half mir V. beim Drücken nach unten, indem sie auf meinen Bauch drückte. Ehrlich gesagt war ich ganz froh um die Unterstützung, ich hatte kaum noch Kraft. Ich spürte, wie unser Kleiner auf einmal tiefer rutschte und wusste, dass es jetzt bald geschafft war. Die Hebamme und der Chefarzt machten den Dammschutz. Ich merkte, wie V. vorher zwei- bis dreimal den Damm dehnte. Dann war der Kopf des Kleinen zu spüren. Ab diesem Zeitpunkt sollte ich nicht mehr so fest pressen, sondern immer nur kurz und stückchenweise. Ich spürte es nicht, als der Kopf geboren war. Auf einmal war dieses brennende Gefühl weg, und da wusste ich, jetzt ist der Kleine da. V. hat mir meinen Sohn gegeben, und ich hab ihn mir auf den Bauch gelegt. Viel gesehen hab ich in den ersten Minuten nicht von ihm, nur seinen Kopf. Bis ich mir sein Gesicht näher ansehen konnte, hat es noch eine Weile gedauert. Mein Mann musste weinen, als der Kleine da war. Die Geburt war für ihn auch sehr anstrengend und belastend. Er durfte dann die Nabelschnur durchschneiden. Die Plazenta hatte sich schon gelöst und kam ohne weitere Wehen mit ein bisschen Zug von V. an der Nabelschnur.

Unser kleiner Schatz kam als Sterngucker zur Welt. Er hatte beide Fäuste an der Stirn geballt, als wollte er förmlich herausspringen. Der Chefarzt meinte, dass der Kleine mal Turmspringer wird.

Alles in allem empfand ich die Geburt wirklich als sehr extrem. Einerseits bin ich froh, dass wir in diesem Krankenhaus waren. Da die Herztöne unseres Kleinen immer wieder mal kurzzeitig unter 100 abfielen und es zudem eine Sterngucker-Geburt war, glaube ich, dass in einem anderen Klinikum wohl kurzer Prozess gemacht und der Kleine per Kaiserschnitt geholt worden wäre. Auch bin ich im Nachhinein froh, dass außer den beiden Buscopans keine Schmerzmittel im Spiel waren. Allerdings ist das nicht mein Verdienst. Ich hatte nach einigen Wehentropf-Wehen um das Meptid gefleht, von dem ich wusste, dass sich das schlecht auf unseren kleinen Schatz auswirken kann.

Ansonsten frage ich mich bei vielem, ob es nicht anders gegangen wäre: Wieso konnte ich nicht in den Geburtspool? Die Wanne war zu Hause so angenehm. Wieso die dauernde CTG-Überwachung im Liegen? Wäre das nicht anders auch gegangen? Wieso der Wehentropf? War der wirklich nötig? Wieso ist der Chefarzt dazugekommen? Wenn ich mich die ganze Zeit hätte frei bewegen können, was wäre anders gelaufen? Habe ich selbst die Geburt blockiert mit meiner Angst vor dem Kaiserschnitt?

Meine Hebamme war eine sehr erfahrene ältere Hebamme, sie sagt, sie hat schon etwa 5.000 Geburten betreut. Im Geburtsvorbereitungskurs sagte sie mal, sie mache das schon so, dass die Kinder SCHNELL zur Welt kommen. Aber ist schnell wirklich besser als langsam und sanft?

Was ich im Nachhinein auch komisch finde: Während der Geburt war ich wirklich wachsam. Ich habe immer geschaut, was die Beteiligten machen, ob da was ist, das ich vielleicht nicht möchte. Ich habe fast immer gefragt, was sie jetzt vorhaben und wieso das gemacht wird.

Jetzt im Nachhinein ist aber vieles trotzdem weg. Bei manchen Dingen möchte ich, wenn ich mich daran erinnere einfach nur schreien: »Nein, hört auf damit, das möchte ich nicht!!!« Zum Beispiel die Sache mit dem Wegmassieren vom Rest des Muttermunds. Wieso hab ich mir das gefallen lassen, wieso hab ich mir solche Schmerzen zufügen lassen und mich nicht gewehrt?

Und wie bei der Geburt meiner Zwillingsmädchen habe ich festgestellt, dass bei einer Geburt manche Leute so extrem in die Intimsphäre eingreifen, dass man sich später beim Gedanken an diese Situationen genötigt fühlt. Irgendwie verletzt – in etwas sehr Privatem.

Nina, Sachbearbeiterin, 37 Jahre, Saarland

Die Schwangerschaft mit meiner Tochter war von Anfang an nicht auf Rosen gebettet. Ständiges Kränkeln, dazu ab dem 5. Monat Rückenprobleme, die mich dazu zwangen, schon vor dem Mutterschutz meine Arbeit aufzugeben. Als ich in der 37. Woche war – ich möchte dazusagen, dass es damals dieser eine Jahrhundertsommer war – bekam ich eine beidseitige Mittelohrentzündung. Ich hörte kaum noch etwas, hatte starke Schmerzen, und mir blieb nichts anderes übrig, als ein Antibiotikum zu nehmen. Meiner Hebamme, der ich da irgendwie schon skeptisch gegenüberstand, sagte ich dann, dass ich aufgrund der schwierigen Schwangerschaft und der am Ende auftretenden Ohrenentzündung nicht stillen möchte, was ihr schon missfiel.

Als ich im Juli dann einige Tage vor dem errechneten Geburtstermin mit einem Blasensprung abends gegen 23.00 Uhr in die Klinik kam, wurde ich von der Hebamme empfangen, die in dieser Woche Nachtdienst hatte. Sie nahm meine Personalien auf und bat mich, mich auf den Untersuchungsstuhl zu legen. Ich bin wirklich nicht pingelig, aber sie fuhr mit einem Finger grob in mich rein und untersuchte meinen Muttermund, der noch komplett geschlossen war. Es war mein erstes Kind, und ich fragte, wie lange es jetzt dauert, bis sich was tut. Sie schaute mich nur an und raunzte: »Sie kommen jetzt erst mal in ihr Zimmer und ruhen sich aus. Das ist ein Blasensprung, das kann Tage dauern, bis sich regelmäßige Wehen einstellen. Sie müssen nicht meinen, dass das Kind heute Nacht schon kommt!«

Nach schlafloser Nacht mit schwachen und unregelmäßigen Wehen besuchte mich am Folgetag meine Hebamme, die mich nur lächelnd anschaute und meinte, das könne noch dauern, bei einem Blasensprung leite man nicht direkt ein, sondern warte ab. Das Einzige, was ich bekam, war eine Tablette, die eine Infektion durch das abgehende Fruchtwasser verhindern sollte.

Im Laufe dieses Tages wurde mir dann doch tatsächlich ein Gel in die Scheide gelegt, »um zu sehen, ob sich eventuell was tut« – wie die Oberärztin meinte. Es tat sich etwas: Ich hatte höllische Wehen und Schmerzen alle viertel bis halbe Stunde. Ich klingelte nach der Schwester, weil ich noch nicht mal aufstehen konnte. Genervt öffnete diese die Tür und bat mich, einfach mal die Ruhe zu bewahren, es würde halt dauern.

Wenn ich ehrlich bin, ist es schon zu lange her, sodass ich die Reihenfolge, in der es sich tatsächlich zugetragen hat, wahrscheinlich nicht mehr ganz genau weiß.

Auf jeden Fall wurde ich nachts nach quälenden Wehen, die mich innerlich fast zerrissen, von der Hebamme untersucht. Wieder dieses grobe Einfahren des Fingers, und als ich aufschrie, fuhr sie mich an: »So ist das nun mal, wenn man ein Kind bekommt! Das geht nicht von heut auf morgen, da muss man schon ein bisschen was aushalten. Und mühsam nährt sich das Eichhörnchen!« Damit ließ sie mich am CTG liegen, mit der Bemerkung, der Muttermund hätte sich noch kein bisschen geöffnet. Ich lag da und weinte vor mich hin, bis die diensthabende Ärztin mich nach etwa einer Stunde befreite und mich auf mein Zimmer brachte.

Mittlerweile war der Blasensprung fast drei Tage her, und die Wehenschmerzen wurden immer heftiger, aber nicht regelmäßiger. Ich weiß wirklich nicht genau, wie viele Personen in dem Krankenhaus in dieser Zeit an meinem Muttermund »rumgefingert« haben, aber ich merkte das kaum noch, weil ich nicht mehr auseinanderhalten konnte, was jetzt wer tat.

Abends wurde mir dann eine PDA gelegt. Es gab noch keine Entscheidung für eine Einleitung, weil der Muttermund immer noch zu war. In dem Kreißsaal waren zwei Hebammen und ein Anästhesist. Ich befand mich in einem Zustand von Schmerz und habe zu der Zeit schon vieles nicht mehr klar wahrgenommen. Was ich mit Sicherheit weiß, war, dass alle über den letzten Sommerurlaub geredet haben und einen tierischen Spaß hatten. Irgendwann stand der miesgelaunte Anästhesist auf und sagte: »Ich geh dann mal. Bei der wird ja heute nichts mehr passieren!«

Ich landete wieder in meinem Zimmer, wo ich die vierte(!) schlaflose Nacht in Folge verbrachte und mich vor Schmerzen krümmte und heulte und dachte, dass ich nur noch sterben will. Ich kam mir vor wie aufs Abstellgleis geschoben, nicht ernst genommen und zweifelte dann auch noch an mir. Vielleicht stellte ich mich wirklich nur an.

Am nächsten Tag stand ich regelrecht neben mir. Meine Hebamme war das blühende Leben selbst, lachte nur und sagte: »Ach, weißt du was, wenn jetzt heut nichts passiert, hängen wir dich morgen an den Wehentropf, und dann geht es los! Nina, guck nicht so, das ist so. Ohne Schmerzen ist noch kein Kind zur Welt gekommen!«

Heute weiß ich: ich hätte bereits am zweiten Tag auf den Tisch hauen sollen. Aber meine Kraftlosigkeit, meine Unwissenheit, die Schmerzen und die damalige Hitze haben mich völlig gelähmt.

Fast fünf Tage nach dem Blasensprung war ich eigentlich mit meinen Kräften am Ende, als ich nach einem heftigen Druck nach unten morgens einen großen Flecken Blut in meiner Hose hatte. Die Schwester konsultierte die Hebamme und meinen Mann, und mir wurde um 21.30 Uhr ein Einlauf gemacht. Ich konnte kaum noch auf den Beinen stehen und kam mir vor wie in einem Horrorstreifen. Die Eröffnungswehen waren das Schlimmste, was man sich überhaupt vorstellen kann, und der Muttermund öffnete sich bis 1.00 Uhr nur auf zwei Zentimeter. Mein Mann saß mit einem nassen Waschlappen neben mir und presste ihn mir auf die Stirn.

Meine Hebamme sagte dann, wir müssten jetzt endlich mal voranmachen, und kündigte erneut eine vaginale Untersuchung an, die etwas wehtun könne. Sie fuhr mit den Fingern in mich rein, und ein stechender Schmerz fuhr mir vom Unterleib bis hoch in den Kopf. Ich schrie und heulte, und sie schrie auch: »Hör jetzt auf mit deinem Theater!« Sie hat mir den Muttermund mit den Fingern geöffnet, ohne Betäubung ...

Ich konnte gar nicht mehr klar denken, und als der Anästhesist erschien und sagte: »Wenn ihr mich für eine Sectio braucht, ich bin bereit!«, ließ ich plötzlich los und die Presswehen begannen. Die ganze Wut, die ich über die Tage aufgestaut hatte, legte ich in die Wehen, und nach einer weiteren halben Stunde mit Dammschnitt (der mir sogar heute nach zwölf Jahren noch Probleme bereitet), war meine Tochter Verena mit 3.890 Gramm und einer stolzen Größe von 56 Zentimetern auf der Welt.

Die Folge dieser Zeit war eine schleichende Depression, voll mit Selbstvorwürfen und körperlichen Beschwerden wie Neurodermitis und Verdauungsproblemen. Nach einem Dreivierteljahr war ich so weit, dass ich mich selbst in die Klinik einwies, wo ich stationär eine Therapie machte. Danach ging ich noch über ein Jahr zum Psychotherapeuten, weil ich auch das Gefühl hatte, ich kriege die Erziehung meiner Tochter nicht mehr hin. Sie war ein schwieriges Baby, hatte ständig Koliken und hat unentwegt geweint und geschrien. Heute weiß ich, dass sich meine Ängste auf sie übertragen haben.

Unsere Partnerschaft hat damals sehr darunter gelitten. Mein Mann war oft hilflos und auch wütend, weil ich so teilnahmslos war. Wirklich verarbeitet habe ich das Ganze bei der Geburt meines Sohnes im Januar 2009 in einer anderen Klinik und mit einer sehr fürsorglichen und liebevollen Hebamme, die natürlich über alles im Vorhinein in Kenntnis gesetzt wurde.

Ich habe heute kein Interesse mehr daran, mit irgendeiner dieser Personen von damals zusammenzutreffen. Die Klinik für Geburtshilfe schließt meines Wissens im Laufe dieses Jahres, und Unterschriften für einen Erhalt habe ich abgelehnt. Ich möchte andere Frauen warnen und dazu aufrufen, sich zu wehren und mehr auf ihr Gefühl zu hören. Wenn man sich durch Blicke oder Worte in solch einer intimen Situation herabgesetzt fühlt, sollte man alles tun, um aus dieser Situation herauszukommen.

Elisabeth, tätig in der Erwachsenenbildung, 31 Jahre, Sachsen-Anhalt

Meine Kleine kam im April 2009 zur Welt. An die Zeit im Krankenhaus denke ich nur mit Schrecken zurück. Ich war bereits vier Tage über den errechneten Entbindungstermin, als mir Sonntagmorgen gegen 6.00 Uhr die Fruchtblase schwallartig platzte. Da meine Hebamme mir zuvor gesagt hatte, dass so etwas nicht so dramatisch sei, rief ich diese erst zwei Stunden später an. Sie kam dann gegen 9.00 Uhr und machte ein CTG – dem Kind ging es gut und ich hatte noch keine bzw. kaum Wehen. So wollten wir uns dann gegen 16.00 Uhr im Krankenhaus treffen, da ich eine Beleggeburt mit meiner Hebamme vereinbart hatte.

Also sind mein Freund und ich um 16.00 Uhr in der Klinik angekommen. Dort mussten wir zunächst auf die Hebamme warten und dann darauf, dass endlich etwas geschieht. Die Kreißsäle waren alle belegt, da zu diesem Zeitpunkt eine richtige »Geburtenschwemme« herrschte und weder ein Zimmer noch etwas anderes frei war. Nachdem man mir einen Zugang gelegt und ein CTG geschrieben hatte, untersuchte mich die Oberärztin per Ultraschall. Sie meckerte, dass man so schlecht etwas sieht, da das Fruchtwasser ja abgegangen war, und dann kam mein persönlicher Schock:

Die Kleine war laut Ultraschall viel zu klein. Meine Frauenärztin hatte immer von 3.200 Gramm gesprochen, und diese Ärztin sagte zu mir: »Wenn Sie Glück haben, ist sie 2.100 Gramm schwer, da hätten Sie in der Schwangerschaft nicht so viel rauchen sollen!« Ich war geschockt. Ich hab noch nie in meinem Leben auch nur eine Zigarette in der Hand gehabt, und dann bekam ich so eine Unterstellung zu hören. Aber damit war es noch nicht genug. Die Ärztin schien regelrecht euphorisch und wollte es nun genauer wissen: So folgte eine weitere Doppler-Ultraschalluntersuchung, die das Ergebnis der ersten Untersuchung bestätigte. Die Ärztin freute sich über diese Bestätigung des niedrigen Gewichts. Mir wurde schlecht, da ich das Gefühl hatte, versagt zu haben. Ich habe die ganze Zeit nur geweint.

Danach wurde mir ein wehenförderndes Gel gelegt – allerdings nur die Hälfte der normalen Menge. Ich befand mich inzwischen im Kreißsaal, wo sich zwei Stunden lang niemand um mich und meinen Freund kümmerte.

Der Muttermund war dann immerhin auch »schon« bei einem Zentimeter, und ich hatte leichte Wehen. Da die Ärztin meinte, ich brauche unbedingt noch eine Nacht zum Ausruhen, kam ich auf die normale Frauenstation, wo Frauen lagen, die krebskrank waren oder eine Fehlgeburt erlitten hatten. Es war schon gegen 22.00 Uhr. Ich hatte bis dahin nichts gegessen, und es war auch kein Essen für mich auf der Station eingeplant, da ich keinen Essenszettel ausgefüllt hatte. Von Schlafen konnte auch keine Rede sein, denn ich musste gegen 0.30 Uhr noch einmal zum CTG und zur Blutabnahme.

Zudem bekam ich in der Nacht solche starken Kopfschmerzen, dass ich kein Auge zumachen konnte. Um Hilfe fragte ich da vergeblich. Erst nach zwei Stunden kam eine Nachtschwester ins Zimmer und fragte, wieso ich denn störe. Ich bekam nach einer weiteren Stunde dann endlich eine Schmerztablette, die aber gar nicht half. Es war auch so ausgemacht, dass mir gegen 6.00 Uhr wieder Gel gelegt werden sollte, davon wussten die Schwestern auf der Station allerdings nichts, und so wurde stattdessen meine Bettnachbarin zum Gellegen geholt, obwohl sie weder einen Blasensprung noch Wehen hatte.

Nach einem Telefonat mit meiner Beleghebamme wollte die dann eher kommen. Sie war gegen 9.00 Uhr da und wollte einen Kreissaal besorgen. Natürlich waren wieder alle belegt, und so musste ich das CTG auf dem Zimmer machen lassen und wurde dann in das Ultraschallzimmer vom Vortag gebracht. Dort bekam ich von der Beleghebamme zu hören, dass man ja überall Kinder bekommen könnte. Meinem Wunsch nach einer Geburt in der Gebärwanne oder Ähnlichem konnte somit natürlich auch nicht entsprochen werden. In dem Zimmer gab es lediglich diesen Gynäkologenstuhl und ein paar Schränke. Ich wurde wieder an die verschiedensten Geräte angeschlossen.

Man hatte mir einen Wehentropf angehängt (natürlich wieder nur mit halber Dosierung wegen meines zu kleinen Kindes), irgendetwas gegeben, damit der Muttermund weich wird, das CTG um den Bauch geschnürt und noch etwas Antibiotisches verabreicht, da ja das Fruchtwasser schon fast weg war.

Meine Hebamme versuchte mir Blut abzunehmen. Dabei sah mein Freund wohl etwas zu genau hin und kippte um. Klar, dass nun meine

Herztöne runtergingen und die vom Kind natürlich auch. Schon stand ein Ärzteteam von gut fünf Leuten vor mir, wovon sich nur ein Arzt vorstellte. Mein Freund wurde rausgeschickt, und die begannen ihre Experimente mit mir zu machen. Natürlich informierte mich niemand darüber, was gemacht werden würde. Meiner Kleinen wurde Blut aus dem Kopf entnommen, und dann sollte sie auch noch eine Sonde an den Kopf bekommen. Ich war vollkommen fertig, und es war ein sehr schmerzhaftes und unangenehmes Gefühl, zu merken, wie das eigene Kind in meinem Körper nach oben geschoben wurde. Ich war wieder nur am Heulen, aber das war den Ärzten egal. Jeder durfte da mal gucken und nachfassen.

Meine Beleghebamme hatte ihre Verantwortung total abgegeben und stand nur noch rum und sagte zu allem ja und Amen. Ich kam mir so ausgeliefert vor und war so allein.

Danach konnte mein Freund wieder zu mir, und wir hatten ein wenig Ruhe. Doch dann muss die Kleine wohl wieder einen schlechten Herzton gehabt haben, und schon ging alles wieder von vorne los. Es wurde wieder Blut aus dem Kindskopf entnommen, dabei ging es meiner Kleinen die ganze Zeit gut. Mein Blutdruck war schon über die 200 geklettert und meine Kopfschmerzen wurden immer schlimmer, aber der Muttermund war nur bei 3 Zentimetern. Das ging den Ärzten wohl alles viel zu langsam ...

Ich weiß gar nicht mehr, wie es genau war, jedenfalls meinte dann der Arzt, dass das Fruchtwasser wohl langsam grünlich würde. Klar, der Blasensprung war ja auch schon fast 33 Stunden her, was denken die denn, wie das Fruchtwasser da aussieht?!

Ich war völlig aufgelöst und habe einfach nicht mehr gewusst, was los war. Ich war fertig, hab geheult, und die Ärzte standen dann plötzlich vor mir und erzählten was von Kaiserschnitt. Und das war ehrlich gesagt das Einzige, was ich nicht wollte. Der Arzt stand dann ungeduldig vor mir – ich solle mich von jetzt auf gleich entscheiden, das OP-Team stehe eh schon vor der Tür.

Ich war so verzweifelt, dass ich mich noch mal mit meinem Freund beratschlagte und dann schweren Herzens dem Kaiserschnitt zustimmte. Dann ging alles ganz schnell. Der Anästhesist kam, und ich musste den Aufklärungsbogen unterschreiben, dann noch den Zettel über den Kaiserschnitt. Als ich den Zettel gelesen hatte, wurde mir ganz anders. Der Arzt beglückwünschte(!) mich dann noch zu meiner klugen Entscheidung.

Ich kam mit Wehen in den OP. Bekam die PDA und sollte dann auf dem OP-Tisch zurückrutschen. Doch wie sollte das funktionieren? Ich habe durch die PDA meine Beine nicht mehr gespürt. Mein Freund kam dann auch dazu. Es war ein schreckliches Gefühl, da so ausgeliefert rumzuliegen. Es wurde an mir geruckelt und gezogen, und dann hab ich meine Tochter schreien gehört. Es war ein schöner Moment, aber in diesem Augenblick konnte ich mich einfach nicht freuen. Unter der OP haben sie mir dort auch noch meine Schulter versaut – durch das Fixieren des Armes bekam ich einen permanenten Muskelkrampf, dessen Auswirkungen erst nach gut zwei Wochen nachließen –, aber darum hat sich auch niemand gekümmert. Ich konnte die Kleine für ein paar Sekunden sehen, bis ich dann in den Aufwachraum geschoben wurde. Dort hab ich versucht, mich wach zu halten, denn mein Freund sollte ja mit der Kleinen kommen. Es hat fast zwei Stunden gedauert, bis sie dann kamen. Meine Tochter hatte nur 2.540 Gramm, war aber kerngesund.

Ich hatte eine schwere Präeklampsie (eine Schwangerschaftserkrankung, die unter anderem mit Bluthochdruck und Ödemen einhergeht und gefährlich für Mutter und Kind werden kann), wie ich später aus dem von mir selbst angeforderten Geburtsbericht erfahren habe. Meine Frauenärztin hatte diese Erkrankung nicht erkannt, und das war auch der Grund für das geringe Gewicht meiner Tochter. Natürlich hab ich nie eine Entschuldigung gehört.

Die restlichen Tage im Krankenhaus waren auch richtig schlimm. Meine Schulter tat mehr weh als die Narbe, aber ich wurde sehr schlecht behandelt und galt als diejenige, die den ganzen Tag nur rumjammert. Erst als mein Vater am zweiten Tag mit einer Anzeige gegen das Krankenhaus wegen unterlassener Hilfeleistung drohte, bekam ich Hilfe.

Am 4. Tag hab ich mich dann auf eigene Verantwortung selbst entlassen. Lediglich eine Krankenschwester nahm mich dort ernst und gab mir viele hilfreiche und nützliche Tipps. Den anderen war ich lästig, da ich wegen der Schulter nichts alleine machen konnte und eben auf ihre Hilfe angewiesen war. Als ich mich noch einmal übergeben musste, bekam ich für die Schulter kein weiteres Kirschkernkissen, da ich dieses »ja dreckig gemacht hätte«.

Die Thrombosespritzen wurden mir eher gewaltsam in den Oberschenkel gejagt, und ich wurde zusehends unter Druck gesetzt, dass meine Tochter nicht genügend zunehmen würde und ich nicht genug Milch hätte und sie zufüttern müsste, damit sie nicht verhungere.

Diese permanenten Wiegeproben nach dem Stillen setzten mir zudem sehr zu. Es kam mir wie eine Kontrolle meiner Leistung vor, die ich zu dem Zeitpunkt einfach nicht erbringen konnte.

Ich habe nach dem Kaiserschnitt sehr gelitten und stellte mir vor, dass ich meine Tochter auch hätte normal entbinden können. Der Kaiserschnitt war nicht nötig. Ich habe eben einfach nur viel zu lange gebraucht, und der OP war gerade frei.

Außerdem brauchte ich auch einige Zeit, bis ich meine Tochter, die ich über alles liebe, annehmen konnte. Am Anfang lief eben alles, weil es so sein musste, heute bin ich froh, sie zu haben, und schäme mich dafür, dass ich mich am Anfang nicht über sie freuen konnte.

Heute weiß ich, dass ich unter einem schweren Trauma litt, dass sich durch meine Zeit im Krankenhaus entwickelt hatte. Es hat sehr lange gedauert, bis ich darüber überhaupt sprechen konnte, aber zum Glück hat mich mein Partner gut auffangen können.

Erst nach Jahren war ich in der Lage, auch nur in die Nähe dieses Krankenhauses zu gehen.

Sandra, Lehrerin, 34 Jahre, Bayern

Die Schwangerschaft verlief komplikationslos. Gerne hätte ich eine Hausgeburt gehabt, aber als Erstgebärende wurde mir davon abgeraten. Ins Geburtshaus wollte mein Mann nicht. Also sahen wir uns verschiedene Kreißsäle an. Wir entschieden uns für Coburg. Die Atmosphäre fanden wir gut. Es wurde für die üblichen Hilfsmittel geworben (Ball, Sprossenwand etc). Ich hatte Hebammen- und Ärztinnenvorsorge. Mein Begleiter war das Buch »Die Hebammensprechstunde« von Ingeborg Stadelmann. Ich war gespannt und neugierig und freute mich auf die Geburt.

Als ich für die Geburt in die Klinik kam, war mir die betreuende Hebamme auf Anhieb unsympathisch. Sie schien lustlos und kontrollierte den Muttermund. Noch nie hatte ich eine so schmerzhafte Untersuchung erlebt. Dass sie den Muttermund, dessen Befund auf fünf Zentimeter war, noch weiter gedehnt hatte, wurde mir erst später klar. Ich musste zur Toilette und sah plötzlich frisches, rotes Blut im Slip, was mich sehr erschrecken ließ. Ich schrie nach meinem Mann und der Hebamme, die unwirsch meinte, das wäre doch nichts, das wäre doch nur vom Muttermund. Sie schlug mir einen Einlauf vor, den ich annahm. Ich wollte dieser Hebamme eine Chance geben und nicht voreingenommen sein.

Während ich mich seitlich auf eine Liege im Badezimmer bettete und sie alles für den Einlauf vorbereitete, fragte ich sie, wo mein Mann sei. Irgendwie wollte ich mit dieser Frau nicht alleine sein, ganz egal, was sie Peinliches mit mir anstellen würde. Sie entgegnete: »Der kommt gleich.« Ich wartete und wartete, während das Wasser in mich hineinlief. Als ich mich entleert hatte (mein Mann war immer noch nicht aufgetaucht), suchte ich das Vorwehenzimmer wieder auf. Ich fragte ihn, wo er die ganze Zeit gewesen sei, er meinte, sie habe ihm bedeutet, hier warten zu müssen. Sie hatte mich belogen. Ich brach in Tränen aus und beschwor ihn, mich ab jetzt nicht mehr allein zu lassen, was er auch versprach.

Danach durfte ich auf meinen Vorschlag hin die Wanne probieren, um die Wehen, die noch nicht so recht in Gang waren, anzuregen. Auf meine Anmerkung, dass es mir im Wasser gefalle und ich mir eine Wannengeburt gut vorstellen könne, entgegnete sie: »Ich hätte Sie lieber an Land.« Ich bettelte weiter, aber sie sagte nur: »Dafür sind Sie zu dick.« Das saß. Sie könne mich nicht allein aus der Wanne hieven, sollte ich ohnmächtig werden. Dass irgendwo noch eine zweite Hebamme da war, ein Arzt und mein Mann, war uninteressant.

Dann zogen wir in den Kreißsaal um. Ich bekam von ihr eine Flasche an meine Braunüle angehängt mit den Worten »Da sind Vitamine drin«. Ich dachte mir: »Vitamine – prima, gut für mich, meinen Körper und mein Baby.« Erst im Geburtsprotokoll, das ich später anforderte, stand, dass es sich um einen Wehentropf gehandelt hatte. Meistens war die Hebamme nicht da. Ich hatte das Gefühl, ich störe und mache nur Arbeit. Als sie wieder einmal hereinkam, schlug sie vor, die Fruchtblase zu öffnen. Ich hatte mein Hebammensprechstunden-Buch dabei und las die Stelle nach, an der davor gewarnt wird. Sie lachte mich schallend aus: Was ich denn jetzt noch mit der ‚Hebammensprechstunde' wolle? Sie öffnete die Fruchtblase. Die Wehen wurden heftiger, und ich hatte das Gefühl, Wasser lassen zu müssen, konnte aber nicht. Nichts half, kein Aufdrehen des Wasserhahns, nichts. Sie wollte mir einen Katheter legen, was sehr schmerzhaft war und nicht gelang. Endlich gab sie es auf.

Zwischendurch trank ich Himbeerblättertee, was sie irgendwann mal mit »Mir wäre es lieber, sie würden nichts mehr trinken« kommentierte. Ich fragte sie, ob ich Eiswürfel zum Lutschen kriegen könnte. Sie lachte auf. Auf was für Ideen ich die ganze Zeit käme. Ich bekam keine. Ich hatte Angst vor dem Unbekannten und Abscheu gegen diese Frau. Immerhin setzte sie sich einmal ans Bett und massierte mein Steißbein. Mein Mann saß auf einem Stuhl daneben. Sie sprach nicht mit uns, ihn ignorierte sie völlig. Ich hatte mir gewünscht, sie würde ihn mehr einbeziehen, also ihm zeigen, wie er mich massieren konnte, schließlich war es doch unser Kind und nach allem, was ich am Infoabend gehört hatte, war dies selbstverständlich.

Ich sollte mich auf die Seite legen, damit mein Kind »gut ins Becken rutscht.« Mir war aber nach bewegen, laufen und mich während einer Wehe irgendwo festhalten, sie veratmen, bis sie vorbei sein würde. Ich hätte kilometerweit laufen können. Ausgerechnet auf der Seite musste ich liegen, wo es am meisten wehtat. Dabei hatten wir auch im Kurs gelernt, dass wir instinktiv das Richtige tun würden und bewegen, kreisen etc. immer gut ist, um das Kind ins Becken rutschen zu lassen. Nirgends ein Wort der Ermunterung oder Bestätigung.

Mehrfach hatte ich gehört, dass ab einem bestimmten Zeitpunkt keine PDA mehr gelegt wird. Also bat ich um eine PDA. Sie war ganz entsetzt: »Was, jetzt wollen Sie noch eine PDA?« Ich schrie sie an, dass ich eine PDA wolle. Sie nickte und meinte »Also gut« und zu meinem Mann »Sie müssen jetzt raus!«, und wollte zum Telefon, um den Anästhesisten anzurufen. Ich nahm alle meine Kraft und Bestimmtheit zusammen und sagte ihr mit zusammengebissenen Zähnen, dass ich darauf bestünde, dass mein Mann hierbleibt. Sie zuckte die Schultern, meinte einmal mehr »Also gut« und »Aber wenn der Anästhesist wünscht, dass er geht, dann muss er raus«, worauf ich »Das werden wir ja sehen« zischte. Dieses Verhalten brachte mir im Geburtsprotokoll den Eintrag »Ist ein wenig zornig und sehr(!) bestimmend« ein. (Anm.: Wer, wenn nicht ich, sollte bestimmen, wie meine Geburt läuft und wen ich wann um mich haben will?? Allein daraus lässt sich der subtile Machtkampf in diesem Kreißsaal an diesem Abend ablesen.)

Ich bekam meine PDA, und dem Anästhesisten war die Anwesenheit meines Mannes egal. Im Gegenteil, zu dritt mussten sie mich halten (ich musste mich an diese furchtbare Frau klammern, viel lieber hätte ich mich direkt an meinen vertrauten und geliebten Mann gehängt). Mein Mann hielt mich rechts, der zweite Anästhesist links. Die PDA wirkte von jetzt auf gleich. Ich war in einem tranceähnlichem Zustand. Ich wollte ein wenig schlafen und schlief dann auch ungefähr 30 Minuten. Die PDA drückte ich trotzdem immer wieder (es war eine zum Nachdosieren), weil ich Angst vor dem Moment hatte, in dem sie mir wieder abgenommen werden würde. Ich passte extra auf, dass die Hebamme immer aus dem Raum war, wenn ich nachspritzte. Ich dachte, wer weiß, ob es nicht das letzte Mal ist, dass du einen Schmerzstiller bekommst.

Irgendwann untersuchte sie mich – 10 Zentimeter, vollständig eröffnet. Ich dürfe jetzt mitpressen, und sie würde den Arzt rufen. Ich fragte sie, ob es nicht möglich wäre, eine Ärztin zu rufen. Ich wollte eine Frau an meiner Seite. Instinktiv spürte ich, dass ich mit dieser Frau nicht gebären wollte, ich wollte eine weitere Frau um mich. Sie lächelte mich nur an und schüttelte den Kopf über mich.

Dann machte sie sich am Schrank zu schaffen und kam mit zwei Beinschalen wie beim Frauenarzt an, die sie an das Bett schraubte, das beim Infoabend noch als »moderne Entbindungslandschaft« gepriesen worden war. Ich war geschockt. So wollte ich auf keinen Fall mein Kind bekommen! Ich hatte nicht in der Schwangerschaft Turnübungen und Partnerübungen gemacht (und mir immer wieder angelesen, wie schädlich und kontraproduktiv die Rückenlage/Maikäferlage für die Geburt ist), um dann auf einem gynäkologischen Stuhl zu entbinden! Ich entgegnete, dass ich so nicht gebären wolle. Sie schraubte weiter. Ich bat sie, flehte »Ach bitte, ich möchte so gerne auf den Hocker«. Keine Reaktion. »Bitte, den Hocker.« Kopfschütteln. »Ach bitte, kann ich dann nicht wenigstens in einer anderen aufrechten Position mein Kind bekommen?« Nur Kopfschütteln und – Lächeln.

Ich ging positiv in die Geburt mit einem guten Gefühl für mich und meinen Körper. Ich war informiert und offen und bereit, auszuprobieren, was mir guttat. Es hätte eine schöne Geburt werden können. Ich brachte genug Potential dafür mit. Dass die Hebamme dies nicht erkannte, sogar ignorierte und die ganze Klinikroutine dies ins Gegenteil verkehrte, zeigt, wie betriebsblind diese Frau war. Eine Geburt hatte ihrer Meinung nach nach einem bestimmten Schema abzulaufen, in das sie mich gnadenlos hineinpressen wollte. Sie legte meine Beine in die Schalen und fixierte sie mit Gurten. Ich kam mir ausgeliefert, gefesselt und ohnmächtig vor. In diesem Moment resignierte ich. Ich hatte mich solange es ging unter Wehen gewehrt. Ich konnte nicht mehr und klinkte mich aus. In meiner Erinnerung sehe ich mich von der Seite oder von oben, aber nicht aus der Ich-Perspektive. Mein Mann spürte das, er erzählte später, ich hätte so glasige Augen bekommen. Er spürte und merkte, dass es mir schon die ganze Zeit nicht gut ging, dachte aber, das alles wäre vorbei, sobald das Baby da wäre. Er tat nichts, dabei hätte ich mir so gewünscht, er hätte der Hebamme mal eine Ansage gemacht (oder mehrere). Ich bin überzeugt, dass sie zwar mich als Gebärende nicht ernst nahm, aber ihn durchaus, wenn er bestimmt und entsprechend laut aufgetreten wäre, ohne ausfällig zu werden. So nahm sie vermutlich uns beide nicht für voll.

Ich sollte also drücken und schieben. Mein Mann ist von Natur aus ein sehr blasser Typ. Ihn herrschte sie an, wenn er es nicht aushalte, müsse er rausgehen. Ich sagte mit aller Bestimmtheit, zu der ich noch fähig war, nein, er bleibt hier, er setzt sich hier hinter mich auf das Bett (was er auch tat). Plötzlich tauchte von irgendwoher der Arzt auf. Er stand links von mir, warf sich auf meinen Bauch und drückte dagegen. Ich fühlte mich wie vergewaltigt und hatte das Gefühl, mein geliebtes Kind würde aus mir herausgeprügelt. Was ich wollte, zählte nicht mehr. Ich war nur noch eine Hülle. Noch heute könnte ich weinen, dass meine Tochter auf diese brutale Weise ihr erstes Zuhause, meinen schützenden Bauch, verlassen musste.

Die Hebamme zog von unten. Ich spürte ihre Finger in meinem Po, zumindest empfand ich es so – was auch immer das gewesen ist. Vielleicht der Dammschutz (ich erlitt trotzdem einen Riss 2. Grades). Mein Mann bekam Anweisung, meinen Kopf in die Hände zu nehmen und nach unten zu drücken, wenn ich presse. Plötzlich nahmen der Arzt und die Hebamme meine Beine aus den Schalen, hatten die Gurte gelöst und drückte meine Knie bis an meine Schultern. Ich dachte noch, »wow, was bin ich gelenkig, obwohl ich dick bin«, das machten sie drei Mal, ich sollte dann wieder drücken.

Später erfuhr ich, dass meine Tochter eine Schulterdystokie hatte. Schließlich war sie auf der Welt und sollte gleich abgenabelt werden. Ich bat, die Nabelschnur auspulsieren zu lassen. Dazu sei leider keine Zeit, sie müsse sofort abgesaugt werden, hieß es. Mein Mann schnitt die Nabelschnur durch. Ich bekam meine Tochter irgendwann wieder, in weißen Tüchern wurde sie mir in den Arm gelegt. Dieses Kind sollte ich leider nie frischgeboren, nackt, Haut an Haut auf mir spüren, obwohl ich es doch »normal« geboren hatte. Das Anlegen mache der Frühdienst.

Das Nähen empfand ich als schmerzhafter als die Geburt, ich bekam keine Schmerzmittel, ich hätte noch PDA. Dabei spürte ich jeden Stich. Ich hielt meine neugeborene Tochter im Arm, sah sie an und war unfähig, Glück und Freude zu fühlen. »Da bist du also«, dachte ich nur. Noch heute fühle ich mich schuldig für meine Gefühle. Wo waren sie nur, die Glücksgefühle, die angeblich alle sofort durchströmten und den Schmerz vergessen machten?

In mir waren Enttäuschung und Wut über den Verlauf der Geburt. Ich konnte ja schlecht sagen, wir stopfen mein Kind wieder rein und machen das noch mal, aber besser. Es würde für alle Zeiten unabänderbar so sein. Es sollte der schönste Moment meines Lebens werden, und ich fühlte mich ignoriert, ausgeliefert, übergangen und ohnmächtig. Kein Kurs und nichts konnte mich auf diesen Schock und diese klaffende Diskrepanz aus Werbung und Wirklichkeit vorbereiten.

Ich habe Jahre gebraucht, um diese Geburt einzuordnen und als Teil meines Lebens zu sehen. Meine Tochter freute sich auf ihren Geburtstag, für mich war es der Jahrestag meiner Geburtsvergewaltigung. Die Beziehung zu meinem Mann und mir hat das alles sehr belastet. Zum einen seine unmissverständliche Forderung, sein Kind käme in einem Krankenhaus zur Welt. Zum anderen aber seine Passivität, als es in ebendiesem Krankenhaus massive menschliche Probleme unter der Geburt gab. Er dachte, die Hebamme ist die Fachfrau und wird es schon richtig machen. Er sah, wie ich litt, und schützte mich nicht. Er hatte zugelassen, dass meine Grenzen massiv verletzt wurden. Erst später konnten wir das in einer Eheberatung aufarbeiten.

Mit meiner Nachsorgehebamme besprach ich die Geburt, sie verstand mich, versprach, im Krankenhaus nachzuhaken. Das ist aber nie geschehen. Auf unseren Beschwerdebrief bekamen wir keine Antwort, kein Gesprächsangebot, keine Entschuldigung. Jeder suggerierte mir, die Hauptsache sei doch, dass mein Kind gesund ist. Ich sei undankbar und unnormal.

Ich behaupte: Mein Kind wäre anders genauso gesund, wenn nicht noch besser zur Welt gekommen. Es wurde mir also abgesprochen, über den Verlauf wütend und traurig zu sein. Zwei Jahre mied ich die Stadt, in der meinte Tochter geboren wurde. Wenn wir doch von weit draußen mal daran vorbeifuhren, musste ich immer weinen.

Meine Frauenärztin, mit der ich nach drei Jahren einmal darüber sprach, überwies mich an eine Psychologin. Diese wiederum sagte mir, ich hätte ein Luxusproblem. Ich solle froh sein, ein gesundes Kind zu haben. Meine Freundinnen fanden zwar das Verhalten auch nicht okay, verstanden aber nicht, was oder warum ich so daran zu knabbern hatte. Gesprächskreise usw. gab es damals noch nicht. Ich hatte später eine stille Alleingeburt meines Sohnes, bei der ich erst merkte, was Gebären eigentlich heißt und was für eine Urkraft wir Frauen haben. Und dass ich wunderbar gebären kann, wenn man mich lässt. Die Geburt unserer kleinen Tochter wurde eine heilende Hockergeburt. Mein Mann und ich bekamen dieses Kind wirklich zusammen und interventionsfrei. Er war nicht nur Statist, er war mein Fels in der Geburtsbrandung. Durch diese Geburt sind wir uns enorm viel nähergekommen. Wir sind dankbar, dass wir so etwas Schönes zusammen erleben durften. Unsere erste Tochter hätte es genauso verdient.

Von der verantwortlichen Hebamme würde ich gerne wissen:
- Warum haben Sie mich nicht ernst genommen?
- Warum führten Sie einen Machtkampf gegen mich?
- Warum durfte ich nicht auf dem Hocker gebären?
- Warum wurde ich gegen meinen Willen festgeschnallt?
- Warum waren Ihnen meine Wünsche egal?
- Was ist Ihr Verständnis von Geburt?
- Warum sind Sie Hebamme geworden?

Von diesem Buch erhoffe ich mir nicht nur persönliches Verständnis, sondern auch ein Umdenken. Ich habe das Gefühl, in vielen Kreißsälen hat sich im Vergleich zu früher nicht viel geändert, nur dass die Räume jetzt freundlich gestrichen sind und Begleitpersonen zur Geburt mitkommen dürfen. Wo bleibt die Selbstbestimmtheit? Ich will, dass man gewisse Abläufe und Routinen noch einmal auf ihre Notwendigkeit hin überdenkt. Und dass die Kliniken nach der Erkenntnis handeln, dass die Rückenlage die dümmste Gebärposition gleich nach dem Kopfstand ist.

Katja, Studentin, 23 Jahre, Thüringen

Dies ist nicht nur der Bericht über die Geburt meines Kindes, sondern auch über Erfahrungen mit psychischer Gewalt durch Partner und Personal, Grenzüberschreitungen und Missachtung von persönlichen Wünschen und Bedürfnissen. Es ist meine Geschichte.

Die ersten Konflikte gab es bereits bei der Wahl des Entbindungsortes. Ich hatte mir immer eine möglichst natürliche, entspannte Geburt an einem Ort, an dem ich mich wohlfühlte, gewünscht. Für den Kindsvater war es wichtig, eine möglich gute medizinische Versorgung zu haben. Das Krankenhaus seiner Wahl warb mit möglichst vielen verschiedenen Geburtsmöglichkeiten und einer großen Privatstation. Ich fühlte mich dort bei der Besichtigungstour unwohl, unter anderem weil mir viele Fragen nicht bzw. nur relativ ungenau beantwortet wurden. Mein Partner bestand jedoch darauf, dass ich das Kind in dem Krankenhaus seiner Wahl auf die Welt bringe. Es sei schließlich auch sein Kind, und würde ich das Kind woanders gebären wollen, solle ich meine Mutter oder eine Freundin zur Geburt mitnehmen. So entschied ich mich schließlich unter Druck für sein Wunschkrankenhaus.

Etwa einen Monat vor der Geburt kam es zu einem Vorgespräch in dem von ihm gewählten Krankenhaus. Dort ließ ich unter anderem festlegen, dass ein Dammschnitt nur mit meiner Zustimmung erfolgen solle, da ich mich entschieden hatte, den Damm, sollte es denn so kommen, reißen zu lassen, und deswegen auch viel Zeit in die Damm-Masssage investierte. Außerdem entschied ich mich gegen eine PDA, das Geben von Schmerzmitteln würde meine Zustimmung benötigen.

In der Zeit vor der Geburt sollte ich meinem Partner abends im Bett ausgedachte Geschichten erzählen, wie ich Sexualverkehr mit anderen Männern und Frauen habe, da ich wegen der fortgeschrittenen Schwangerschaft keinen Geschlechtsverkehr mehr haben wollte und er dies kompensieren wollte. Ich wollte ihm diese Geschichten nicht erzählen, da ich mich zu dem Zeitpunkt mental auf die Geburt vorbereitete und es mir schwerfiel, über sexuelle Dinge nachzudenken. Unter seinem Druck erzählte ich dann doch immer wieder die gewünschten Geschichten. Dieser Druck nahm im Laufe der Zeit zu. Ab dem errechneten Entbindungstermin kam auch noch dazu, dass er forderte, ich müsse baldmöglichst einen »Cocktail« zur Geburtseinleitung einnehmen. Unter diesem Druck und mit dem Gefühl, ich hätte mein Kind nicht mehr richtig gespürt, fuhr ich schließlich zwei Tage nach dem errechneten Entbindungstermin mittags während er arbeiten war zur Überprüfung in die Klinik.

Hier wurde ich in einem kleinen Geburtsvorbereitungsraum mit Badewanne untersucht, und es wurde ein CTG geschrieben. Man befand, dass das Kind und ich vollauf gesund seien und wir nur zur Überwachung eine Nacht auf der Station für Schwangere bleiben sollten. Eine der diensthabenden Hebammen im Kreißsaal gab mir den Tipp, am nächsten Tag auf jeden Fall wieder nach Hause zu gehen, da es noch länger dauern könne, bis die tatsächliche Geburt einsetzen würde. Zur Abendessenszeit kam ich schließlich auf der Station an, wenige Zeit später kam mein Partner dazu, der eine von mir bereits vorher für solche Fälle gepackte Tasche vorbeibrachte. Außerdem wies er darauf hin, dass ich ihm noch eine Geschichte schulde. Ich bekam Angst, schaffte es aber, die Erzählung auf einen späteren Zeitpunkt zu verschieben. Nach etwa zwei Stunden Besuchszeit verließ er das Krankenhaus wieder und kündigte an, seine Eltern darüber zu informieren, dass sie vermutlich bald Großeltern werden würden. Ich wies darauf hin, dass es noch länger dauern könne, was er jedoch abwiegelte. Seine Eltern hätten doch selbst mehrere Kinder und wüssten über solche Situationen Bescheid. Und er wolle schließlich bald Vater werden. Ich hatte das Gefühl, nicht ernst genommen zu werden, traute mich jedoch nicht, ihm zu widersprechen, da ich Angst hatte, während der Geburt alleine zu sein.

Am Tag danach wurde ich gegen 7.00 Uhr geweckt, um auf Station ein erneutes CTG schreiben zu lassen. Noch im Halbschlaf und ohne Frühstück bekam ich mit, wie man mir die nötigen Gerätschaften anlegte. Ohne mir weitere Informationen zu geben, wurde nach kurzer Zeit mein Krankenbett losgeschoben, und während ich schnellen Schrittes durch das Klinikgebäude geschoben wurde, teilte man mir mit, man habe keine Herztöne hören können. Ich saß entspannt auf meinem Bett, da ich mein Kind kurz zuvor erst gespürt hatte. In einem der Kreißsäle herrschte großer Aufruhr. Es warteten bereits eine Ärztin, ein Oberarzt und zwei Hebammen auf mich. Im Kreißsaal wurde direkt begonnen, ein CTG zu schreiben. Die Herztöne waren deutlich zu erkennen. Nach kurzer Untersuchung durch den anwesenden Oberarzt stellte sich raus, dass das Gerät der Station defekt war und das Kind vollauf gesund ist.

Ich wurde während der Aufzeichnungen alleine gelassen und danach von der Ärztin angesprochen, man könne nun, wenn ich denn zustimmen würde, die Geburt mit einem geburtsfördernden Gel einleiten. Der errechnete Geburtstermin sei doch nun drei Tage verstrichen. Ich wies darauf hin, dass so ein Termin nur ein Richtwert sei. Die Ärztin holte den Oberarzt dazu, und mir wurde die Wirkung des Gels genau erläutert. Ich lehnte die Gabe des Gels ab, da ich keinen Grund sah, die Geburt einzuleiten. Beide Ärzte und die Hebamme drängten, ich solle zustimmen. Unter diesem Druck stimmte ich schlussendlich dem Legen des Gels zu. Vorher brachte mir die Hebamme noch ein Frühstück vorbei. Mein Partner war vom Personal bereits zum Zeitpunkt des vermeintlichen Notfalls informiert worden, kam allerdings erst, als ich ungefähr die Hälfte der durch das Gel erzeugten Wehen überstanden hatte. Er sagte, er freue sich, nun bald Vater zu werden, und habe deswegen die Wohnung auf unsere gemeinsame Ankunft vorbereitet. Das Gel führte zwar dazu, dass ich zwei Stunden am Stück unheimliche Schmerzen hatte, jedoch führte es nicht zum Start der Geburt. Danach wurde ich von einer Hebammenschülerin betreut und zurück auf Station gebracht. Diesen Tag verbrachte ich mit Treppensteigen, Spazierengehen mit meinem Partner und Warten. Mein Partner verließ gegen 17.00 Uhr die Klinik. Während seines Besuches im Krankenhaus war er häufig und lange mit seinem Handy beschäftigt und ging regelmäßig in die Besucherkantine, um dort etwas zu essen. Außerdem erinnerte er mich daran, dass ich ihm noch eine Sexgeschichte erzählen solle.

Am Tag darauf wurde ich nach dem Frühstück wieder in einen Kreißsaal gebracht. Die Hebamme vom Vortag untersuchte mich und sagte, sie könne verhindern, dass die Ärzte an jenem Tag wieder das mir bereits bekannte Wehengel legen wollen. Mit meiner Zustimmung bekam ich von ihr Akupunktur sowie etwas homöopathische Globuli, die die Geburt anregen sollten, falls das Kind bereit sei. In ihrem Beisein fühlte ich mich sicher und gut betreut. Nach der Akupunktur war der Muttermund zum ersten Mal etwas weiter geöffnet. Gegen 11.00 Uhr kam mein Partner dazu, der mit mir ca. eine Stunde zum Anregen der Wehen Treppenlaufen ging. Dabei machte mein Partner regelmäßig Pausen, um auf sein Handy zu sehen, und war darauf bedacht, dass die vorbeikommenden Personen sahen, wie sehr er sich um mich kümmere. Auch an diesem Tag war mein Partner häufig mit dem Handy beschäftigt und gab mir die meiste Zeit das Gefühl, unter Druck zu stehen. Gegen 16.00 Uhr verließ er die Klinik, um sich etwas auszuruhen.

Nach dem Abendessen wurden die Ausschläge auf dem Wehenschreiber stärker, und ich wurde in den Kreißsaalbereich gebracht, um dort ein Bad zu nehmen. Mein Partner kam wieder dazu. Da wir alleine im Raum waren, wollte er sich mir körperlich annähern. Ich war jedoch geschafft und stand andererseits unter Druck. Das Einzige, was ich mir wünschte, war entspannen zu können. Um einen Streit zu verhindern, versuchte ich ihn etwas sexuell zu erregen. Während ich gedanklich total abwesend war, ließ ihn ein paar Fotos von meinem nackten Körper in der Badewanne machen und vertröstete ihn schließlich.

Nach dem Bad wurden wir in einen Kreißsaal gebracht. Der Abstand der Wehen variierte nun zwischen 5 und 25 Minuten, die Intensität zwischen schwach und mittelstark. Mein Partner setzte sich in dem Raum auf einen Gymnastikball, um auszuruhen und sich mit seinem Handy zu beschäftigen, ich wurde an ein CTG- Gerät angeschlossen, bei dem ich die Möglichkeit hatte, mich frei im Raum zu bewegen. Die gelegentlich anwesende Hebamme setzte darauf, dass mein Partner mich unterstützt. Gegen 22.00 Uhr, die Beleghebamme hatte gerade gewechselt, wurde mein Partner langsam etwas unruhiger, sagte aber nichts. Er bat mich kurz angebunden, ihn im Kreißsaal oral zu befriedigen. Das würde ihn beruhigen. Aus Angst vor einer Eskalation dieses Streits setzte ich mich auf seinen Schoß. Er berührte meinen Körper, obwohl ich mich dabei unwohl fühlte und es für ihn zumindest teilweise ersichtlich war. Er sagte, ich müsse doch verstehen, dass für ihn die Situation schwer zu ertragen sei. Er sei schließlich schon mehrfach in freudiger Erwartung, Vater zu werden, ins Krankenhaus gekommen und jedes Mal enttäuscht worden. Er würde dies doch endlich gerne seiner Familie mitteilen. Er freue sich außerdem schon, dies auf Facebook zu stellen. Er bekäme sicher viele »Likes«. Dieses Gespräch wurde mehrfach von Wehen unterbrochen, die ich alleine bewältigte.

Gegen 23.00 Uhr hatte ich nur noch leichte Wehen, und es kam schließlich ein freundlicher Oberarzt in Begleitung der nun zugeteilten Hebamme ins Zimmer. Aufgrund der Uhrzeit bot er mir an, mir eine Spritze zu geben, die die Geburt starte, falls das Kind bereit sei, oder bremse, falls dem nicht so sei. Ich fühlte mich gut beraten und stimmte dem zu, da ich müde war und schlafen wollte. Außerdem gab er mir den Tipp, am nächsten Tag auf eigene Gefahr wieder heimzugehen, falls die Wehen weiterhin so leicht bleiben sollten. Dies lehnte mein Partner ab. Die Wehen wurden nicht stärker.

Gegen Mitternacht war ich wieder in dem Zimmer, das ich bewohnte. Mein Partner begleitete mich, als ich zum Zähneputzen ins Badezimmer ging. Ich sagte ihm, ich würde mir wünschen, endlich ins Bett gehen zu können. Er erinnerte mich, dass ich ihn sexuell erregt hatte, und schließlich sei ich doch selbst daran schuld, dass er jetzt so geil sei. Ich könne ihn doch nicht erst so heiß machen und dann fallen lassen wie eine heiße Kartoffel. Er fasste mir an die Brüste, und ich wand mich. Schließlich ergab ich mich jedoch meinem Schicksal und befriedigte ihn mehrfach. Dabei wurde ich von Wehen unterbrochen. Etwa eine Stunde später verließ er das Krankenhaus. Ich konnte die Nacht nie länger als 15 Minuten am Stück schlafen, da mich die Wehen weckten.

Am nächsten Morgen wurde ich wieder in einen Kreißsaal gebracht. Ich plante, über eine mögliche Entlassung zu sprechen, da ich mich zu Hause wohler fühlen würde. Nach einem CTG kam eine Ärztin in den Raum, die sich grußlos auf mein Bett setzte und kommentarlos begann, in meinem Scheidenbereich rumzustochern. Sie sagte noch »wir müssen legen Gel« und spritzte mir, ohne dies vorher mit mir abgesprochen zu haben, erneut das Gel. In den nun folgenden zwei Stunden künstlicher Wehen betrat immer wieder eine Hebamme oder eine Hebammenschülerin den Raum, um einen Blick auf das CTG-Gerät zu werfen. Sonst war ich mit meinen Schmerzen komplett alleine.

Nach den zwei Stunden künstlicher Wehen merkte ich, dass meine Wehen stärker geworden waren, und bat, im Kreißsaal bleiben zu dürfen. Dies wurde jedoch von der Hebamme, die mich betreute, nicht ernst genommen, und sie forderte mich auf, mit meinem Partner wieder zurück auf Station zu gehen. Mein Partner sagte, es sei ihm peinlich, dass wir die ganze Zeit von Station zu den Kreißsälen und wieder zurück gingen. Was würden denn die anderen davon denken. Andere bekämen ihre Kinder viel schneller. Außerdem drohte er, mir den bereits erwähnten »Cocktail« zu trinken zu geben, damit ich endlich unser Kind auf die Welt bringe.

Als wir auf der Station angekommen waren, wurden die Wehen konstant stärker. In mein Zimmer konnte ich nicht gehen, da meine Bettnachbarin Besuch hatte und ich nicht wollte, dass diese Leute meine Wehen mitbekamen. Da es meinem Partner peinlich war, wenn ich mich vor Schmerzen krümmte, und ich alleine sein wollte, ging ich in den leeren Aufenthaltsraum der Station. Während dieser Zeit stand mein Partner im Flur der Station, schimpfte, er wolle den Oberarzt sprechen, um eventuell den Kaiserschnitt zu bekommen (so seine Wortwahl), und beschäftigte sich mit seinem Handy. Ich lief, um mit den Schmerzen besser umgehen zu können, den Gang der Station entlang und immer wieder in den Aufenthaltsraum. Mein Partner warf immer wieder einen kurzen Blick auf mich, begleitete mich ganz kurz beim Laufen und versank wieder in seinen vorherigen Tätigkeiten. Als ich mich schließlich, geplagt vom Wehenschmerz, auf den Boden setzte, wurde er das erste Mal richtig aktiv. Er schäme sich für meine Lautstärke. Außerdem sei es ihm peinlich, wenn ich dort sitze.

Erst die diensthabende Krankenpflegerin erkannte nach etwa 45 Minuten den Ernst der Lage und brachte mich im Beisein meines Partners wieder zu den Kreißsälen. Mir wurde ein Kreißsaal und eine Hebammenschülerin im ersten Praxiseinsatz zugeteilt, man habe sich um »richtige Geburten« zu kümmern. Die für mich eingeteilte Hebamme sei noch beschäftigt. Ich stand dort und fühlte mich komplett allein. Die Hebammenschülerin stellte schließlich fest, als ich unter Ankündigung auf den Boden gepinkelt hatte, die Fruchtblase sei geplatzt. Mein Partner schämte sich dafür. Zu diesem Zeitpunkt übernahm wieder eine der diensthabenden Hebammen das Feld. Ohne nach meinen Wünschen zu fragen, wurde ich in einen anderen Kreißsaal gebracht und auf ein Geburtsbett gelegt. Wie durch einen Schleier nahm ich wahr, dass sie mir ohne Nachzufragen eine Spritze gegen die Schmerzen gab. Mein Partner stand dabei und massierte mich immer wieder mal unter Anleitung der Hebammenschülerin. Kurz vor der endgültigen Geburt kamen zwei Ärztinnen in den Raum. Eine der beiden war diejenige, die mir ohne nachzufragen das Gel gelegt hatte. Während des Austreibungsvorgangs saß mein Partner neben mir. Das Kind kam, und ich spürte, wie jemand etwas in meinem Scheidenbereich machte. Erst als das Kind auf mir lag, wurde mir gesagt, es müsse genäht werden. Viel später wurde mir klar, dass mein Partner gegen meinen Willen dem Dammschnitt zugestimmt hatte.

Während der Dammschnitt genäht wurde, verließ er den Raum, um die Familien und Facebook über die Geburt zu informieren. Kurz nach der Geburt stellte die anwesende Hebamme fest, dass unser Kind vermutlich noch eine Woche im Bauch hätte bleiben können. Dies machte sie an der deutlich am Kind zu sehenden Käseschmiere fest, die bei nicht eingeleiteten Geburten meist geringer sei. Etwa eine Stunde später wurde ich zurück auf Station gebracht. Mein Partner ging gegen Abend mit der inzwischen eingetroffenen Familie etwas zu Abend essen.

Als ich in der Nacht das erste Mal auf Toilette gehen wollte, wurde ich von der diensthabenden Hebamme unfreundlich daran erinnert, sie habe noch Kaiserschnittpatientinnen zu versorgen, und könne sich deshalb nicht um mich kümmern. Allerdings nahm sie nicht wahr, dass ich aufgrund des Dammschnittes Probleme hatte zu gehen und von der Geburt noch sehr benommen war.

Am Tag darauf bekam ich Besuch von der Mutter und der Schwester meines Partners. Im Beisein der beiden kümmerte sich mein Partner intensiv um das Kind, ging jedoch nach dem Besuch relativ bald wieder nach Hause. Seine Mutter bestand darauf, das Neugeborene möglichst viel zu fotografieren, ließ mich jedoch am Rand sitzen. Nach über einer Stunde musste ich mich selbst darum bemühen, das Kind wieder zu mir nehmen zu dürfen, und mir wurde vermittelt, dass dies ein Zugeständnis der frischgebackenen Großmutter sei, die ja extra die lange Fahrt auf sich genommen habe und das Kind bekanntlich nicht so oft sehe. Meine Wünsche wurden komplett ignoriert.

Auf Station wurde mir nicht erklärt, wie ich das Kind zu wickeln und zu stillen habe. All dies musste ich selbst durch Ausprobieren lernen.

Zwei Tage nach der Geburt hatte ich das Problem, dass mein Kind abends nicht in seinem Bett schlafen wollte. Ich war etwas überfordert mit der Situation und hatte immer noch mit Schlafmangel zu kämpfen. Die Hebamme gab mir den Tipp, den Raum für etwa zehn Minuten zu verlassen und zu warten, bis das Kind sich in den Schlaf gebrüllt hat.

Drei Tage nach der Geburt wurde ich entlassen, da mein Zimmer gebraucht wurde. Ich konnte aufgrund des Dammschnittes nicht richtig laufen und wurde von Schmerzen geplagt. Die Abschlussuntersuchung meines Körpers bestand aus einem kurzen Blick auf die Dammnaht. Mein Versuch, von meinen Schmerzen zu berichten, wurde ignoriert.

Zu Hause angekommen, stellte ich recht bald fest, dass mein Partner die angekündigten Hausarbeiten nicht erledigt hatte. Ich bewegte mich trotz Verbotes immer wieder, um wenigstens ein Mindestmaß an Ordnung zu haben. Dies führte dazu, dass etwa zehn Tage nach der Geburt die Dammnaht in der Mitte einen Riss hatte und meine betreuende Hebamme zu Hause ohne Betäubung und unter äußersten Schmerzen meinerseits Teile der Fäden ziehen musste. Daraufhin war ich gezwungen, sechs Wochen am Stück zu liegen.

Mein Partner setzte mich weiter unter Druck, ihm auch im Beisein unseres Kindes die gewünschten Geschichten zu erzählen. Anfänglich hatte ich größere Probleme beim Stillen.

Ich kämpfte auch gegen den Willen meiner Nachsorgehebamme an, die das Stillen nicht befürwortete, obwohl das Gewicht des Kindes noch im Normbereich lag. Mein Partner verstand mein Problem mit der Hebamme nicht, da diese doch so nett und hübsch sei. Außerdem musste ich meinen Wunsch, das Kind zu stillen, gegenüber meinem Partner und seiner Familie rechtfertigen.

Drei Monate nach der Geburt warf mein Partner mich zum ersten Mal bei einem Streit durch die Wohnung, fünf Monate danach hat er mich das erste Mal mehrere Stunden am Stück verprügelt und angedroht mich umzubringen. Auch in diesen Fällen habe ich immer wieder versucht, ihn durch Oral- und Sexualverkehr zu beruhigen.

Ein Dreivierteljahr nach der Geburt bin ich ausgezogen, etwa ein Jahr nach der Geburt kam es zur Trennung. Heute lebe ich mit dem Kind, inzwischen über zwei Jahre alt, alleine. Dass mein Partner während der Geburt psychische Gewalt auf mich ausgeübt hat, habe ich erst 1,5 Jahre nach der Geburt richtig begriffen, als ich für mich die Geburtserlebnisse schriftlich zusammengefasst habe. Manches, vor allem die Intensität, ist mir aber auch erst beim Schreiben dieses Textes klargeworden.

Sonja, Bürokauffrau, 27 Jahre, Hessen

Meine Tochter Mia kam im März 2013 neun Wochen zu früh auf die Welt. Vier Tage vor der Geburt wurde ich aufgrund eines verkürzten Gebärmutterhalses von 1,1 Zentimetern von meinem Frauenarzt ganz überraschend in die Klinik überwiesen. Nach sieben Stunden Untersuchungen, die sehr blutig und schmerzhaft waren, und viel Warterei bin ich nachts um 1.00 Uhr auf mein Zimmer gekommen. Ich bekam etwas für die Lungenreifung des Babys gespritzt und wurde an den Wehenhemmer angeschlossen, da ich unbemerkte Wehen hatte.

Natürlich durfte ich auch das Bett nicht verlassen. Nur leider wurde mir der Aufenthalt nicht sehr angenehm gemacht. Ich lag jeden Tag ca. acht Stunden am CTG im Kreißsaal ohne Essen und ohne Trinken. Das war zwar mit Unterbrechungen, aber doch irre anstrengend. Ich bekam keine Informationen und wurde größtenteils nur von Hebammenschülerinnen betreut. Ich hatte Angst um mein Baby, weil ich so lange am CTG hing, hatte Schmerzen vom Liegen und war total kraftlos. Durch den Wehenhemmer hatte ich Herzrasen, und ich war zittrig. Dazu hatte ich Hunger, da ich leider immer zu den Essenszeiten am CTG lag und mir niemand im Kreißsaal Essen gab.

Der Umgang mit mir war alles andere als freundlich. Ich wurde vom Personal angemotzt, wenn das Tropfgerät keinen Strom mehr hatte, obwohl es die Aufgabe des Personals ist, sich darum zu kümmern, dass es wieder an den Strom angeschlossen wird.

Abends gab es Salami als Brotbelag, die Schwangere ja gar nicht essen sollten, und ich traute mich nicht nach einer Krankenschwester zu klingeln, weil diese so unfreundlich waren und immer maulten, wenn sie kommen mussten. Aber was sollte ich denn tun, wenn ich nicht aufstehen durfte? Ich fühlte mich fehl am Platz – als Hindernis. Anstatt dass sie mich mit meinen Ängsten unterstützten, ließen sie mich damit allein. Ich fühlte mich verachtet und mehr als wertlos.

Nachts kam einmal ein Pfleger und wollte die Infusion wechseln, hat dies jedoch nicht richtig gemacht, sodass mir aus dem Schlauch mein Blut entgegenkam, als ich später wieder aufwachte.

Der Krankentransport runter in den Kreißsaal zum CTG war jedes Mal der Horror. Die Pfleger erzählten mir immer wieder, dass eine Frühgeburt nicht so schlimm sei, und rammten gerne mal mit dem Bett an die Wände, weil sie so schnell wie möglich ihre Arbeit machen mussten. Nicht selten musste ich auf den Transport ein bis zwei Stunden warten, wieder lag ich alleine in dem Krankenbett im Krankenhausflur und wurde nicht beachtet.

Kann man mit Patienten nicht einfühlsamer umgehen? Muss man so grenzüberschreitend sein?

Ich war kraftlos, ängstlich und erschöpft, und dann kommt ein Pfleger, der eine Frühgeburt abtut, als ob es eine kleine Schramme am Knie wäre. Es war für mich erniedrigend, wie so vieles, was ich in der Zeit im Krankenhaus erfahren musste.

Nach vier Tagen in der Klinik war ich morgens bei der Oberärztin, und sie entschied, dass der Wehenhemmer abgemacht wird, ich aber noch Bettruhe einhalten soll. Über den ganzen Tag wurde kein CTG gemacht. Auf meine Nachfrage wurde gesagt, es sei zu viel zu tun im Kreißsaal. Ich sagte noch, dass ich meine Wehen ja nicht merke, aber das war denen nicht wichtig.

Gegen 17.30 Uhr war ich auf Toilette und telefonierte mit meiner Mutter. Ihr gegenüber erwähnte ich, dass ich gerade komische Flüssigkeit bemerke. Sie sagte nur, ich solle jetzt den Schwesternknopf drücken soll. Ich hätte sonst nicht gedrückt, weil die Schwestern immer so extrem unfreundlich und herablassend waren.

Die Schwester kam und maulte mich erst einmal an, warum die Toilettentür verschlossen war. Ich wurde dann wieder in den Kreißsaal gefahren. Mein Freund kam dann auch relativ schnell, da er ohnehin nach der Arbeit immer kam.

Nun lag ich da wieder am CTG im Wehenzimmer, und ab da habe ich Erinnerungslücken. Ich weiß noch, dass ich gegen 18.30 Uhr wieder an den Wehenhemmer angeschlossen wurde, da ich laut dem CTG Wehen hatte, und dass der Fruchtwassertest gemacht wurde. Dieser war positiv. Der Muttermund war noch geschlossen. Dann fingen leichte Schmerzen im Rücken an.

Ich lag alleine in dem Wehenzimmer und keiner beachtete mich richtig, geschweige denn versuchte mich jemand zu beruhigen oder mir beizustehen. Ich hatte keine Klingel am Bett und wusste nicht, was mit mir und vor allem meiner Tochter passierte.

Für weitere Untersuchungen fuhr man mich in den Kreißsaal, dort wurde ein Doppler-Ultraschall gemacht und eine erneute schmerzhafte vaginale Untersuchung. Immer wieder ließ man mich und meinen Freund allein, und uns wurde nicht gesagt, was nun passierte, was passieren kann, wie wir Kontakt zu den Ärzten oder Hebammen bekommen können. Als ich auf Toilette musste, wurde mir die Bettpfanne unter den Po gedrückt, aber nicht erklärt, warum ich nicht einfach aufstehen oder mich wenigstens hinsetzen darf. Nein, es gab keine Erklärung. Nur die Anweisung, und das musste ich dann auch so machen. Dass es für mich sehr unangenehm war und ich darum gebeten hatte, mich nur kurz zum Pipimachen aufzusetzen, wurde einfach nicht beachtet und übergangen.

Ich lag nun also in einem sterilen Kreißsaal mit heller Stationsbeleuchtung (es wurde extra ein Strahler geholt und auf mich gerichtet, da das normale Licht im Kreißsaal defekt war). Ich hatte Herzrasen und Fieber vom Wehenhemmer, mir war wahnsinnig kalt, eine Bettpfanne war unter mir, ich hatte Schmerzen, hatte riesige Angst um meine Tochter und war alleine mit meinem Freund.

Der Oberarzt kam und schaute noch mal nach dem Muttermund. Da kam das ganze Fruchtwasser, und der Muttermund war schon auf 7 Zentimeter offen. Er sagte um 19.40 Uhr nur ganz gelassen: »Heute hat jemand Geburtstag.«

Ich war völlig geschockt und hab nur gesagt, dass ich jetzt kein Kind bekommen kann. Für den Arzt war es scheinbar alles nicht so dramatisch, denn er war fröhlich gestimmt. Aber für mich war es mehr als dramatisch, meine Tochter sollte jetzt viel zu früh auf die Welt kommen. Der Arzt schaute noch, wie die Nabelschnur lag, und der Wehenhemmer wurde abgemacht. Dann waren auf einmal viele Menschen da. Ich konnte mich nicht bewegen wegen dem CTG. Mir tat mein Rücken weh. Ich wollte mich umdrehen und meine Position verändern. Das durfte ich nicht. Ich wollte den Pulsmesser abmachen. Das durfte ich nicht. Ich lag wie festgekettet auf der Liege, fühlte mich komplett ausgeliefert und gehörte nicht mehr mir selbst.

Nun war ich völlig auf mich alleine gestellt und wusste nicht, wie mir geschah. Die Wehen überrannten mich, und ich versuchte den Anweisungen der Hebamme zu folgen. Mein Körper wollte aber etwas anderes.

Eine halbe Stunde später war Mia geboren. Sie wurde kurz hochgehalten, mein Freund durfte die Nabelschnur durchschneiden, und weg war sie. Einfach weg. Und ich lag da – völlig in Trance und leer – in diesem schrecklichen Kreißsaal ganz alleine. Mein Freund durfte mit und ein Foto machen, und die Ärzte waren mit meiner Tochter weg. Als mein Freund wiederkam, zeigte er mir nur ein Foto von einem Baby, was meine Tochter sein sollte. Dann kam die Hebamme und sagte, sie spritze mir jetzt etwas, damit die Plazenta rauskomme. Sie spritzte es, und ich merkte richtig, wie es sich durch meine Adern bewegte, mein Bauch zog sich zusammen, es tat unbeschreiblich weh, und ich konnte weder dagegensteuern noch mitarbeiten. Es war, als ob sich die Plazenta selbständig gemacht hätte. Dann drückte die Hebamme fest auf meinen Bauch, ich bekam kaum Luft. Das war's. Es fühlte sich so erniedrigend an, dass ich nicht einmal die Plazenta in Ruhe gebären durfte.

Meine Mutter kam dann leider zu spät. Und da der Kreißsaal gebraucht wurde, musste ich nebenan wieder in das Wehenzimmer, wo mittlerweile gerade eine Reifgebärende ihre Wehen hatte. Diese fing noch an, lustig mit mir zu plaudern. Ich war noch so geschockt, dass ich gar nichts sagen konnte. Da lag ich alleine, ohne meine Tochter, mit meinem Freund und meiner Mutter. Mein Bruder kam dann auch noch. Nur wurden wir dann informiert, dass hier nicht so viele Leute sein dürfen. Also musste meine Familie gehen. Niemand schenkte uns frischen Frühcheneltern Beachtung. Die Personen, die für uns da sein wollten, wurden weggeschickt. Wir waren wieder auf uns allein gestellt – ohne seelische Unterstützung. Keiner, der uns bestärkte oder einfach da war, um uns zu trösten. Es war ein schreckliches Gefühl, so frisch entbunden zu haben, ALLEINE ohne Kind neben Hochschwangeren zu liegen und dann noch Glückwünsche zu bekommen. Glückwünsche zu was? Dafür, dass ich meine Tochter nicht länger im Bauch hatte? Dafür, dass sie nun alleine im Inkubator lag? Dafür, dass ihr sicherlich schmerzhaft ein Tubus in ihre kleine Nase gerammt wurde? Ich durfte erst das Wehenzimmer verlassen, als ich auf Toilette gehen konnte. Ich musste nicht, aber ich wollte einfach dort weg, raus zu meiner Tochter, fort von diesem Ort. Ich trank viel Wasser, um endlich auf Toilette gehen zu können. 3,5 Stunden später durften wir endlich auf die Intensivstation. Da lag ein kleines Würmchen im Inkubator, und ich war völlig verstört. Und kam gar nicht auf die Idee, mir einen Stuhl zu holen und nicht mehr von der Seite meiner Tochter zu weichen. Ich machte es so, wie man es mir sagte. Mein Instinkt war begraben, und ab da war ich geleitet von der Klinik.

Als ich wieder auf meiner Station war, musste mein Freund gehen und ich war total alleine. An Schlafen war nicht zu denken. Morgens wollte ich direkt zu meinem Kind und telefonierte gottseidank noch mit meiner Hebamme. Diese sagte mir, dass ich jetzt sofort anfangen soll, Milch zu pumpen. Also fragte ich die Schwestern nach einer Milchpumpe. Diese stellte man mir dann kommentarlos mit einer Anleitung ins Zimmer. Ich musste mehrfach nachfragen, bis endlich eine Schwester kam und es mir zeigte.

Zum Frühstück gab es Pfefferminztee. Dass der abstillend wirkt, ist anscheinend noch nicht in dieses Krankenhaus vorgedrungen. Was wäre passiert, wenn ich diese Information nicht gehabt hätte? So wie viele andere Frauen diese Information nicht haben. Und dann wundert man sich, dass so viele Frauen nicht stillen? Ist es zu viel verlangt, dass die Stationen im Krankenhaus mit Schwangeren und jungen Müttern Ahnung vom Stillen haben und die Frauen dabei unterstützen und nicht kontraproduktiv arbeiten? Geht das nicht gegen die jeweilige Frau? Mich hat es erschüttert, wie unwichtig dieses Thema ist, und schwer getroffen.

Meine Tochter konnte ich dann erst um 13.00 Uhr sehen, da ich vorher nicht auf die Station konnte aufgrund eines Notfalls.

Am nächsten Tag wollte man mir Antibiotika an den Tropf hängen, obwohl ich schon längst Antibiotika in Tablettenform bekam. Wenn ich nicht aufgepasst hätte und wach gewesen wäre, hätte ich die doppelte Dosis erhalten.

Nach einem Tag habe ich mich selbst entlassen und mir gesagt, dass ich mich dann zu Mia einweisen lasse, sobald sie nicht mehr auf der Intensivstation liegt. Nur kam es nicht dazu. Die darauffolgenden fünf Wochen waren für uns schrecklich. Zwei Tage nach der Entbindung suchte Mia die Brust. Eine Krankenschwester meinte, ich solle sie anlegen. Mia nuckelte. Am Tag darauf wurde mir das untersagt.

Wir durften unsere Tochter nur einmal am Tag zum Kuscheln rausholen. Mehr nicht. Wir wurden als Eltern entmündigt. Über Medikamente oder Behandlungen wurden wir nicht aufgeklärt. Ich habe immer erst im Nachhinein erfahren, was Mia bekam, oder auch erst nach der Klinikzeit.

Nach einer Woche war Mia in der Säuglingsklinik, und alle haben es mir ausgeredet, mich mit einweisen zu lassen. Ich war so betäubt, dass ich mich habe führen lassen. Ich bereue es zutiefst, hier gegen mein Gefühl gehandelt zu haben. Ich war nicht stark genug, um gegen drei Schwestern und eine Ärztin anzukommen, die mir gegenüberstanden und mir sagten, dass ich es seelisch nicht schaffen werde, wenn ich mich auch einweisen lasse. Da keine der Mütter bei ihren Kindern war, dachte ich, dass man es so macht. Natürlich war keine der Mütter da, weil das Krankenhaus es jeder Mutter ausredete, da wir zusätzliche Arbeit bedeuteten.

Die schwer abgepumpte Muttermilch wurde nicht achtsam behandelt. Viel landete im Abfluss. Einmal kam ich fast zu spät, da stand die Prenahrung schon im Aufwärmer.

Angeblich war keine Milch mehr von mir da, obwohl mir am Vorabend versichert wurde, dass noch ausreichend Milch vorhanden sei. Und das war nicht nur bei mir so. Wie wichtig Muttermilch gerade für Frühchen ist und wie viel Arbeit dahintersteckt, neben dem Krankenhaus alle zwei bis drei Stunden abpumpen zu gehen (auch nachts), war den Schwestern nicht bewusst und wurde missachtet, überhaupt nicht gewürdigt. Man kam sich völlig fehl am Platz vor, wie ein Fremdkörper, unerwünscht.

Auch wurden wir nicht über die tägliche Physiotherapie aufgeklärt. Man teilte uns erst viel später mit, dass Mia täglich Vojta-Behandlungen (physiotherapeutische Behandlungsmethode) bekam – und was dabei im Körper passiert, noch viel später. Vielleicht hätte ich dann schon viel früher den Riegel vorgeschoben und mich gegen Vojta entschieden.

Niemand unterstütze mich beim Stillen, und ich habe jeden Tag danach gefragt, da Mia meine Brust einfach nicht wollte, weil sie ja nur von der Flasche ernährt wurde. Da wurde mir einfach gesagt, dass es halt Kinder gibt, die nicht an die Brust gehen. Mehr konnte mir nicht geholfen werden. Ich saß oft im Abpumpraum und telefonierte weinend und niedergeschlagen mit der La-Leche-Liga (Verein, der Schwangere und Mütter zum Stillen berät).

IV. Erfahrungsberichte von Müttern

Mit viel nackter Haut und Kuscheln hat Mia in der vierten Woche angefangen aus der Brust zu trinken. Nur wurde mir da dann jedes Mal untersagt, Mia etwas außerhalb der »Fütterungszeiten« zu geben. Da habe ich gerne Streit auf mich genommen. Bei Blutabnahmen durfte ich nie dabei sein, obwohl ich darauf bestand. Ich wartete schweißgebadet vor der Tür, während meine Tochter gestochen wurde und schrie. Das Schreien sei wichtig, damit das Blut herauskommt, sagte man mir. Ist es nicht schrecklich, wie man Babys und ihre Mütter behandelt?

Wir wurden als Eltern sehr oft alleine gelassen und haben keinerlei Informationen von den Schwestern bekommen und die Ärzte fast nie gesehen. Unsere Bitten nach Arztgesprächen wurden des Öfteren abgelehnt. Auch als ein Keim das Kind in Mias Zimmer befallen hatte, waren die Ärzte für uns nicht erreichbar. Mia wurde isoliert, man klärte uns aber nicht auf.

Als ich um psychologische Unterstützung während der Klinikzeit bat, wurde mir nur gesagt, dass die Therapeutin im Urlaub sei, ich aber zum Gespräch in die Ambulanz gehen könne.

Das war so demütigend. Ich musste dort 30 Minuten vor der geschlossenen Anstalt warten, bis der Herr kam, der mich erwartet hatte, nur damit er mir mitteilen konnte, dass er mich gerne als Patientin auf der geschlossenen Station aufnimmt, mir aber kein Gespräch anbieten kann. Ich wollte doch nur ein wenig Unterstützung und Kraft. Stattdessen wurde ich immer weiter seelisch runtergemacht. Meine Achtung vor mir selbst war im Keller.

Am Tag der Entlassung wurden noch Hirnblutungen bei Mia festgestellt, die in den Untersuchungen davor übersehen worden waren.

Diese fünf Wochen waren der größte Horror, den ich je erleben musste, mein Mutterinstinkt wurde völlig untergraben, und ich wurde stillgelegt. Noch nie habe ich so viel seelische Gewalt auf einmal erlebt, noch nie habe ich mich so klein und minderwertig gefühlt. Ich war ein Nichts. Wie kann man mit Menschen so umgehen? Hat man nicht das Recht auf eine würdevolle Geburt? Bin ich Massenware auf dem Fließband? Kann man Untersuchungen nicht versuchen, gefühlvoll zu machen? Muss man so grob untersuchen, dass die Vagina jedes Mal blutet? Muss man den Willen der Gebärenden untergraben, nur um seinen eigenen durchzusetzen? Ist die Geburt eines Kindes nicht ein Wunder?

Ich verstehe nicht, warum Menschen andere Menschen so würdelos behandeln, ich würde gerne alle Beteiligten wachrütteln und mal anschreien, damit sie wieder zu Sinnen kommen. Sind diese Menschen schon so vom System geleitet, dass bei ihnen der Verstand aussetzt? Wissen diese Menschen, was Sie uns damit angetan haben?

Nach den fünf Wochen in der Klinik wurde mir mit der Zeit immer bewusster, was meiner Tochter und mir angetan wurde. Nach über einem Jahr bin ich mir sicher, dass es sich um Gewalt gehandelt hat und ich mich nicht dafür schämen muss, wenn ich darüber erzähle, wie schrecklich das Geburtserlebnis für mich war. Anfangs dachte ich noch, das wäre normal und ich müsste einfach damit leben, meine Gefühle wären übertrieben und ich würde mich nur reinsteigern, ich sollte froh sein, dass eigentlich alles gut verlaufen ist.

Aber je mehr ich mich mit anderen Müttern im Internet austauschte und erzählte und die erschrockenen Reaktionen wahrnahm, desto mehr wurde mir bewusst, dass mit mir nicht gut umgegangen worden ist und ich Schreckliches erleben musste.

Jedoch kommt von vielen aus meinem direkten Umfeld kein Verständnis. Gerade von Kinderlosen kommt der Kommentar: »Aber Mia geht es ja jetzt gut.« Sie können nicht ansatzweise nachempfinden, was passiert ist.

Ich hatte eine postnatale Depression, Selbstmordgedanken. Wahrscheinlich hätte ich auch eine bekommen, wenn ich gut von den Ärzten und Krankenschwestern behandelt worden wäre, da ich ja trotzdem eine Frühgeburt hatte. Oder auch nicht. Ich weiß nicht genau, ob es anders gelaufen wäre. Aber es ist nun mal so passiert, und mit den Folgen und den Schäden daraus müssen ich und meine Tochter leben.

Unterstützung habe ich von meiner Mutter. Mein Freund spricht nicht gerne darüber. Für ihn ist es Vergangenheit und er versteht nicht, warum mich das Erlebte immer noch beschäftigt und traurig macht.

Ich versuche, bald meine Therapie wieder aufzunehmen und die Geburt aufzuarbeiten, denn vor einem Jahr war ich noch nicht bereit dafür. Ob ich jetzt bereit dafür bin, alles noch einmal »zu durchleben« und tiefgründiger darüber zu reden, weiß ich nicht.

In den 16 Monaten nach der Geburt haben meine Tochter und ich eine wundervolle Bindung aufgebaut. Sie hatte einen schweren Start, war lange von mir getrennt, musste viel aufholen und ist noch immer dabei. Ich bin froh, dass ich nach der Klinikzeit nur noch auf mich gehört und mein Kind nicht mehr abgelegt habe. Ich bin froh, sie immer noch zu stillen, sie zu tragen, und dass sie immer bei mir und auf mir schläft. Ich bin dankbar, dass mir mein Freund den Rücken freihält, damit ich mich zu 100 Prozent um unsere Tochter kümmern kann. Seit der Geburt haben wir fast kein Paarleben mehr, denn Mia ist noch nicht soweit, dass sie alleine schlafen kann. Sie schläft die meiste Zeit auf mir. Wir versuchen ihr die Nähe zu geben, die sie braucht.

Ich würde mir wünschen, dass Frauen durch dieses Buch gestärkt werden und ihnen klar wird, dass man sich nicht verstecken muss, wenn einem so etwas angetan wurde, und dass es nicht normal ist, wenn so mit Menschen umgegangen wird. Schämt euch nicht dafür, denn es ist nicht eure Schuld. Sagt ganz laut, was euch angetan wurde, denn es kann nicht sein, dass es ein Tabu ist, darüber zu reden. Es ist schlimm, was Frauen angetan wird. Es ist schlimm, was mir angetan wurde. Wir haben das Recht dazu, darüber zu trauern.

Tabea, Hausfrau, 26 Jahre, Bayern

Geburt von Fabian 2006
Der errechnete Entbindungstermin war bei meinem ersten Kind der 8. Oktober 2006. Nach einer komplikationslosen Schwangerschaft und einer routinemäßigen Kontrolle am Stichtag empfahl die Frauenärztin ohne ersichtliche medizinische Notwendigkeit und trotz der Aussage, es handele sich um »einen guten Vorbefund«, drei Tage nach dem errechneten Entbindungstermin einzuleiten. Später heißt es in der angeforderten Krankenakte: Patientin wünscht Einleitung.

Mittwochmorgen gegen 9.00 Uhr wurde dann in der Kreisklinik Günzburg auf der Station des Kreißsaals in einem Untersuchungszimmer mittels Tablette eingeleitet. Dennoch waren keine Wehen zu spüren, sodass mein Mann und ich den Tag mit Warten und Spazieren in der naheliegenden Parkanlage verbrachten. Die Nacht über mussten wir im Krankenhaus verbringen. Am darauffolgenden Morgen war die Lage unverändert. Daher wurde dann wieder versucht, mittels einer Tablette einzuleiten. Doch diese brachte ebenso keinen gewünschten Fortschritt, weshalb mittags dann zum Einleitungsgel gegriffen wurde. Ein baldiger Geburtsbeginn war nicht zu sehen. Ich hatte hier und da etwas Ziehen im Rücken – mehr aber nicht. Wir verbrachten die Zeit mit endlosen Spaziergängen. Nur zu den CTG-Kontrollen befanden wir uns im Kreißsaal. Nach einer dieser CTG-Kontrollen am Abend behielt uns die Hebamme nach Anweisung der Frauenärztin da.

Routinemäßig wurde mir noch ein Einlauf verpasst, damit ich fertig für den bereitstehenden Wehentropf war. Es war ermüdend, denn all diese bisherigen Eingriffe sollten dazu dienen, die Geburt anzukurbeln. Bei der vaginalen Untersuchung der Frauenärztin griff diese ohne Vorwarnung an meinen Muttermund, um ihn gewaltsam hervorzuholen und zu öffnen. Als ich diese Handlung mit verzerrtem Gesicht und deutlicher Anspannung bemerkbar machte, wurde ich von ihr zurechtgewiesen, mich nicht so anzustellen. Im selben Moment – ich wurde nicht einmal gefragt – sprengte sie die Fruchtblase.

Und so saß ich da: mit gespreizten Beinen, gesprengter Fruchtblase, aufgedrehtem Wehentropf in diesem Kreißsaalbett, von dem ich nicht mehr aufstehen durfte und dachte, das bisherige Vorgehen sei eben so und ich würde bald mein Kind in den Armen halten. Die ersten Wehen trudelten ein, sie waren unregelmäßig und schmerzhaft, die empfohlene PDA der Hebamme nahm ich gegen 20.00 Uhr an. Der Muttermund stand bis dahin bei 4 Zentimetern. Bis 22.00 Uhr wollte sich die Frauenärztin das noch ansehen, um dann weitere Entscheidungen zu treffen. In mir machte sich Panik breit. Ich hatte das Gefühl, unter Zeitdruck zu stehen. Der Frauenärztin ging es allem Anschein nach nicht schnell genug. In der Zeit des von ihr gestellten Ultimatums gab es keine Veränderung. Die Geburt stockte, sodass sie eine bis heute generell zweifelhafte Diagnose stellte: Missverhältnis zum Becken. Zudem diagnostizierte sie einen Geburtsstillstand – was nicht verwunderlich war aufgrund all der unnötigen Interventionen. Kaiserschnitt! Hierzu wurde ich weder beraten noch ausreichend aufgeklärt. Die Argumentation war nur, dass es eben nicht mehr weitergeht.

Nach Aktenlage sprach nichts für eine Notsituation, und auch meinem Ungeborenen ging es CTG-technisch gut. Ich weinte, ich wollte dies nicht, ich fühlte mich alldem völlig hilflos ausgesetzt, ich hatte Angst. Ich unterschrieb zittrig noch meine Einverständniserklärung, um dann auch schon Richtung OP zu fahren.

Meinen Mann wollte die Ärztin erst nicht als Begleitperson mit hinzulassen, mit allerletztem Mut konnte ich noch darauf beharren, dass ich ohne ihn da nicht hingehe. Statt verständnisvoller Antwort in dieser doch für mich beängstigenden Situation bekamen wir von der Frauenärztin auch noch plump zu hören, dass sie im Falle einer Ohnmacht (meines Mannes) keine Verantwortung übernehmen werden. Im OP angekommen, hievte ich mich auf die Liege. Mein Mann, der sich währenddessen steril gemacht hatte, saß zu meiner Linken. Den Beginn des Kaiserschnitts mit dem Schneiden des Skalpells an meinem Bauch habe ich sehr deutlich gespürt und dies mit einem Schreien geäußert. Doch erst nach mehrmaligem Flehen hat man die Betäubung höher gedreht.

Während der Operation führten die behandelnde Frauenärztin und der Assistenzarzt private Gespräche. Ich hätte mir gewünscht, dass mir in dieser doch angsterfüllten Situation nicht ganz das Gefühl gegeben worden wäre, völlig ausgeliefert zu sein. Ich habe mich wie eine Sache gefühlt und nicht wie eine Frau, die gerade ein Kind entbindet. Aber vor allem haben sie meine Würde als Frau weder respektiert noch erhalten. Nach der Schnittentbindung erhielt ich nur einen kurzen Blick auf meinen neugeborenen Sohn. Dieser wurde während man mich zusammennähte vermessen, gebadet und angekleidet. Wir hatten keine Chance, wenigstens diesen ersten wertvollen Moment, den Hautkontakt und den frischen Duft eines neugeborenen Kindes zu genießen. Dieser Moment wurde uns somit unwiderruflich genommen. Sichtlich geschafft durfte ich dann, als ich im Kreißsaal angekommen war, zum ersten Mal meinen Sohn in die Arme schließen.

Später hieß es bei der Nachuntersuchung, dass die Erfolgschance, nach einem Kaiserschnitt später spontan zu entbinden, bei beträchtlichen 80 Prozent liegen würde. Weshalb die Frauenärztin dieser Annahme war, ist mir bis heute schleierhaft. Und es war nicht annähernd ein Trost. Mein erster Sohn wurde geboren mit den Maßen 55 Zentimeter Körpergröße, 3.530 Gramm Gewicht und einem Kopfumfang von 34,5 Zentimetern.

Tabea, Hausfrau, 26 Jahre, Bayern

Geburten von Levin 2010 und von Janoa 2014
Nach vorangegangenem Kaiserschnitt war ich vier Jahre später wieder schwanger und verfolgte nach wie vor den Plan einer spontanen Geburt. Zuvor hatte ich mich mit einer Hebamme aus dem Klinikum Ingolstadt zu einem gemeinsamen Gespräch mit der zuständigen Oberärztin zusammengetan. Das Gespräch verlief alles andere als verständnisvoll. Als Risiko sah die Ärztin das meinige Gewicht sowie das Gewicht meines ungeborenen zweiten Kindes und dessen großen Kopfumfang. Es gäbe ihrer Ansicht nach einzig dann eine Chance, wenn die Geburt schon in der 38. Schwangerschaftswoche eingeleitet werden würde. Ich sah keinen Grund dazu und suchte kurz vor Entbindungstermin die Klinik Kösching auf. Dort begegnete man mir mit Verständnis. Man wollte mich bei dem Wunsch, spontan zu gebären, unterstützen.

Der Entbindungstermin verstrich. Es folgte alle zwei Tage die routinemäßige Kontrolle bei der Frauenärztin und der Hebamme. Sechs Tage nach dem errechneten Entbindungstermin empfahl die Hebamme nach der CTG-Kontrolle, aufgrund der Terminüberschreitung und des Gewichts des Kindes einzuleiten. Ich vertraute darauf, dass dies die richtige Entscheidung war. Sie wollte bei der vaginalen Untersuchung den aktuellen Befund erfassen. Sie erwähnte nicht, dass sie dabei gleich die Einleitungstablette setzen wollte, sodass ich Sie beim Anziehen verwundert fragte, ob sie denn jetzt die Tablette gelegt habe.

Den Tag über musste ich unzählige Stunden laufen – so sehr, dass mir meine Füße schmerzten und ich eine Blase davontrug. Als ich mit meinem Mann zum wiederholten Mal im Klinikgelände die Runde drehte, sagte ich noch zu ihm, dass ich spüre, dass sie uns keine Chance geben, und es wieder ein Kaiserschnitt werden wird. Wehen waren keine in Sicht. Als wir uns dann eine Ruhepause in der Klinikcafeteria gönnten, wurde ich von der vorbeikommenden Hebamme etwas unwirsch angesprochen, dass mein Kind so niemals spontan käme. Ihr gesamter Umgang mit mir war unfreundlich. Da sich keine Änderungen ergaben, durfte ich auf eigenen Wunsch nach Hause gehen. Man gab mir jedoch die Anordnung, am nächsten Morgen um 7.00 Uhr wieder vorstellig zu werden.

Zu Hause angekommen, begannen gegen 21.00 Uhr die künstlich ausgelösten Wehen, die ich die Nacht über aushielt bis zum erneuten Eintreffen am darauffolgenden Morgen in der Klinik. Bedingt durch den Ortswechsel und das Verlassen meiner vertrauten Umgebung, wurden die Wehen dann aber wieder schwächer. Dem wollte man mit dem sogenannten Wehentropf entgegenwirken, der bei meinem ersten Kind auch keine Wirkung gezeigt hatte. Mittlerweile war ich ziemlich ermüdet und sichtbar »zugedröhnt«.

Am frühen Nachmittag wurde mein Mann zum »Kaffeetrinken« geschickt. Währenddessen bearbeitete mich in seiner Abwesenheit die Hebamme zur Entscheidung für einen Kaiserschnitt. Der Kopf des Babys sei ja immer noch beweglich und nicht fest im Becken, hieß es. Im Geburtsbericht stand später dann zum Punkt Geburtsrisiko: vorheriger zeitnaher Kaiserschnitt (der vorherige war 2006 und somit vier Jahre her). Zudem wurde dort wieder einmal die zweifelhafte Diagnose »Missverhältnis vom Kopf des Kindes zum Becken der Mutter« aufgeführt. Als weiteres Geburtsrisiko stand dort Adipositas. Ich bin mir darüber bewusst, dass ich etwas auf den Hüften habe. Aber deswegen nicht gebärfähig zu sein?

Mein Mann wurde dann bei seiner Ankunft vor vollendete Tatsachen gestellt, während man mich für den Kaiserschnitt fertigmachte. Der bisherige unfreundliche Umgang der Hebamme wandelte sich ab da zu ziemlicher Grobheit. So bat ich darum, den Katheter doch erst nach der Spinalbetäubung zu setzen, damit es nicht zu schmerzhaft wird. Das verweigerte sie. Ihr konnte es gar nicht schnell genug gehen. Auf der Hinfahrt in den OP fühlte ich mich einfach übergangen. Dort angekommen, wurden die Spinalbetäubung gelegt und die Herztöne nochmals kontrolliert. Der Narkosearzt und die Frauenärztin bemühten sich dennoch um einen einfühlsamen Umgang sowie eine »schöne Schnittentbindung«. Den Wunsch, dass mein Mann einen Teil der Nabelschnur durchtrennen darf, befürwortete die Ärztin trotz der Bemerkung der Hebamme: »Warum wollen Sie das?« Auch wurde mein Baby auf meinen Wunsch hin weder gewaschen noch angezogen. Die Hebamme überreichte meinem Mann unser Baby fast schon höhnisch mit den Worten: »Die Mama will ja nicht, dass wir es anziehen.«

Beim Umbetten von der Liege schrie ich aufgrund der frischen Narbe vor Schmerzen auf. Die Hebamme schenkte dem keine Beachtung. Als ich sagte, dass mir aufgrund der Betäubung das Gefühl noch fehle, meinte sie, das könne gar nicht sein, zudem solle ich mich zusammenreißen und nicht so rumheulen. Sie beglückwünschte uns und verließ den Kreißsaal. Ich bekam keinerlei Unterstützung beim ersten Anlegen. Beim Zusammentreffen mit der behandelnden Frauenärztin nach der OP noch im Kreißsaal hieß es, dass wir es niemals spontan geschafft hätten aufgrund der Größe. Er wäre einfach nicht um die »Kurve« gekommen. Mein zweiter Sohn wurde geboren mit den Maßen: 54 Zentimeter Körpergröße, 4.150 Gramm Gewicht und einem Kopfumfang von 38 Zentimetern.

Die Schnitte waren für die genannten Kliniken nur das Hinterlassen einer Narbe in ihrer täglichen Klinikroutine. Für mich waren und sind dies unwiderrufliche Erlebnisse, mit denen ich leben muss, von denen ich Depressionen davontrug, die mich unzählige Tränen kosteten. Ich habe mich als Frau entwürdigt gefühlt und daran gezweifelt, dass ich im Stande bin, zu gebären. Wir wurden um unser Geburtserlebnis gebracht – dieses lässt sich nie wieder ändern.

Am 14. Mai 2014 hatte ich dann eine VBA2C (englisch für Vaginalgeburt nach Kaiserschnitt) im Geburtshaus Ingolstadt. Dort habe ich meinen Sohn nach zwei vorherigen Kaiserschnitten spontan geboren, er war mit einer Körpergröße von 56 Zentimetern, mit einem Gewicht von 4.370 Gramm und einem Kopfumfang von 36,5 Zentimetern der Größte und Schwerste von allen. Es war die schönste Geburtserfahrung, es war keinesfalls schlimm, und ich bin so traurig, dass mir dieses wunderschöne Erlebnis bei meinen zwei großen Söhnen genommen wurde. Schlimmer waren für mich die zwei vorherigen Kaiserschnitte, sie nahmen mir meine Weiblichkeit und vor allem das Vertrauen in mich selbst. Vergessen oder verzeihen werde ich diese traumatischen Erfahrungen nie. Aber durch die Aufarbeitung und das Geschenk, es erleben zu dürfen, meinen Sohn selbstbestimmt geboren zu haben, kann ich es nun annehmen. Es hat mich geheilt. Dafür danke ich meinem Sohn unendlich – und auch meinem Mann, der all meine Tränen aushielt, sowie meinen Kindern – ohne euch wäre ich nicht vollkommen.

Diese wunderbare, selbstbestimmte Geburt meines Sohnes war nur möglich aufgrund bester außerklinischer Betreuung. Meinen tiefsten Dank an das Geburtshausteam Ingolstadt, die mit mir zusammen meinen Traum einer VBA2C gegangen sind und diesen begleitet haben. Sie haben jederzeit meine Würde als schwangere und gebärende Frau geachtet. Worte werden nie annähernd meinen lebenslangen Dank zum Ausdruck bringen können. Ich allein habe dadurch selbstbestimmt gebären dürfen. Dies hat mir meine Weiblichkeit und das Vertrauen in die Fähigkeit, gebären zu können, wiedergegeben.

Christina, Autorin, 33 Jahre, Niedersachsen

Zum errechneten Entbindungstermin war es noch knapp eine Woche. Tagelang hatte ich bereits mal stärkere und mal schwächere Wehen. Sie kamen so oft, dass ich nachts kaum schlafen konnte. Ich rief die Hebamme an, die ich bereits aus meiner Frauenarztpraxis kannte. Gemeinsam beschlossen wir, dass es Zeit sei, nun in die Klinik zu fahren. Ich packte den Klinikkoffer fertig, und mein Mann fuhr mit mir in die Klinik, die wir vor Wochen bei einer Kreißsaalbesichtigung für die Geburt ausgewählt hatten. Dort wurde ich dann von einer Hebamme in einen Raum mit einer Liege gebracht. Ich wurde an ein CTG-Gerät angeschlossen und untersucht. Die Hebamme verließ den Raum und kehrte nach etwa einer Stunde zurück. Sie sah sich die Kurve vom CTG an und erklärte mir, dass laut CTG keine Wehen stattfinden und auch der Muttermundbefund noch nicht auf den Geburtsbeginn hinweisen. Erschöpft, müde und verwirrt verließen wir die Klinik wieder. Die Wehen hörten nicht auf. Aber die Geburt ging trotzdem noch nicht los.

Zwei Tage später war es dann endlich soweit: Ich wachte früh am Morgen um 5.30 Uhr von starken Unterleibsschmerzen auf. Durch die Intensität der Schmerzen war mir klar, dass es nun wirklich losgeht. Ich ließ meinen Mann noch ein wenig schlafen. Immerhin hatten wir noch einen anstrengenden Tag vor uns. In aller Ruhe duschte ich, machte mich fertig und packte alle Sachen. Durch die Wehen kam ich nur langsam voran. Die Schmerzen waren noch gut auszuhalten, und so weckte ich meinen Mann dann auch erst um 7.30 Uhr. Auf der Fahrt in die Klinik wurden die Schmerzen deutlich stärker. Das Autofahren mit Wehen war fürchterlich. Jede Bodenwelle führte zu Schmerzen. Da es unser erstes Kind war, wurde ich auf der Fahrt langsam unruhig wegen den stärker werdenden Schmerzen und den kürzeren Abständen. Die Wehen kamen nun ca. alle zehn Minuten. Ich bat meinen Mann, sich zu beeilen, aber gleichzeitig natürlich möglichst sanft zu fahren.

Gegen 9.00 Uhr trafen wir in der Klinik ein. Eine Hebamme nahm uns auf und führte mich direkt in einen Kreißsaal. Ich wurde wieder an das CTG angeschlossen und untersucht. Ich wähnte mich kurz vor der Niederkunft. Doch zu meinem Entsetzen waren diese schmerzhaften Wehen der letzten vier bis fünf Stunden völlig unproduktiv gewesen, wie mir die Hebamme anhand der CTG-Kurve und des Muttermundbefundes erklärte. Mir begann langsam zu dämmern, was mir da noch bevorstehen würde: eine sehr lange und extrem schmerzhafte Geburt. Ich fragte nach einem leichten Schmerzmittel. Die Hebamme sah mich finster an und sagte sehr patzig: »Für eine PDA ist es noch viel zu früh.« Nach einer PDA hatte ich gar nicht verlangt. An dem Punkt, dass ich die Schmerzen um alles in der Welt nicht länger ertrage, war ich doch noch gar nicht. Ich dachte, dass es zwischen den Varianten »gar kein Schmerzmittel bekommen« und »sich den Unterleib völlig betäuben zu lassen« noch ein paar Abstufungen gäbe. Sie gab mir eine Paracetamoltablette. Ich war enttäuscht. Die Schmerzen waren viel stärker als meine schlimmsten Regelbeschwerden, und nicht mal bei denen würde ich es mit einer einfachen Paracetamol-500-Tablette schaffen, etwas auszurichten. Sie hätte mir ebenso einen Pfefferminzdrops geben können. Die Wirkung wäre körperlich und psychisch sicher dieselbe gewesen. Ich spürte Enttäuschung, Frustration und erstmals die Angst, dass man mir hier vielleicht nicht wirklich gut helfen kann oder will.

Die Hebamme empfahl mir, in der Klinik und im Klinikgarten spazieren zu gehen. Das würde mir sicher guttun. Wir ließen uns also erst mal auf der Entbindungsstation aufnehmen, brachten unseren Koffer auf unser Stationszimmer und spazierten durch das Foyer und den Garten. Mein Mann war stets an meiner Seite. Die Wehen waren inzwischen so stark geworden, dass ich beim Spazierengehen immer wieder anhalten und Wehen veratmen musste. Ich fühlte mich dabei zunehmend unsicher, wenn nichts um mich war, an dem ich mich festhalten oder auf das ich mich setzen konnte. Bei der nächsten Untersuchung stellte sich heraus, dass in den letzten vier Stunden der Muttermund nur einen Zentimeter weiter aufgegangen war. Ich konnte das nicht verstehen und kaum glauben angesichts der immer schlimmer werdenden Schmerzen.

Ich bekam von der Hebamme einen Einlauf, damit die Wehen angetrieben wurden. Da mir eine Wassergeburt vorschwebte und ich davon gelesen hatte, dass das warme Wasser als schmerzlindernd wahrgenommen wird, wollte ich nun versuchen, in der Wanne die Wehen weiter zu veratmen. Die Hebamme hielt dies ebenfalls für eine gute Idee und ließ mir Wasser ein. Ich hatte fast die halbe Schwangerschaft in der Badewanne verbracht. Ich fühlte mich dort pudelwohl. Doch kaum dass ich es mit Hilfe der Hebamme und meines Mannes nun in die Wanne geschafft hatte, wollte ich dort nur noch raus. Die Wehen wurden mit einem Mal in dem warmen Wasser derart heftig, dass mir drohte schwarz vor Augen zu werden; ich konnte mich in der Wanne nirgendwo festhalten, ich hatte Angst, während der Wehen keinen Halt zu haben und ins Wasser zu rutschen.

Ich bat meinen Mann, mir sofort aus der Wanne zu helfen. Kurz vor oder kurz nach meinem Bad füllte ich schon mal ein Formular für die PDA aus. Damit sie im Zweifelsfall sehr schnell gelegt werden könnte. Sowie ich den Wunsch dazu äußern würde, könnte es dann schon losgehen mit der PDA, ohne dass wir Zeit verlieren durch das Ausfüllen des Formulars.

Wir verließen das Badezimmer und standen auf dem Flur. Die Hebamme war weg, und so musste ich noch ein paar dieser heftigen Wehen im Flur veratmen. Die Wehen waren unerträglich geworden. In den Wehenpausen betete ich wie ein Mantra vor mir her, wie ich atmen müsste. Ich sagte mir immer und immer wieder, dass die Wehe nicht ewig dauert. Ich dachte, dass es mir sehr helfen würde, wenn ich mich nur immer wieder daran erinnern würde, dass der Schmerz in ein paar Sekunden vorbei ist. Ich dachte, dieses Licht am Ende des Tunnels würde mich aufbauen, motivieren und helfen, den Schmerz zu ertragen. Während der Wehen hatte ich auf dieses Wissen keinen Zugriff mehr. Blackout. Der Schmerz war so stark, dass ich unter den Wehen das Gefühl hatte, mich im Nichts zu befinden. Ich konnte an nichts denken. Die Zeit verlor ihre Bedeutung, und sobald die Wehe mich ergriff, wusste ich nicht mehr, dass sie bald vorbei ist. Mein Mann hielt mich fest. Ich sagte ihm in einer Wehenpause ziemlich verzweifelt und voller Angst vor diesen Schmerzen, dass ich nun die PDA brauche.

Es war 14.00 Uhr. Nun begann die schlimmste Phase der Geburt. Diese unerträglichen Schmerzen wurden heftiger. Zwischendurch hörten wir an diesem Tag sicher drei- bis viermal bestialische Schreie von Frauen. Es hörte sich an, als würden sie bei lebendigem Leib verbrannt. Und kurz darauf hörte man ein Neugeborenes schreien. Ich war zwar verstört über die Heftigkeit der Schreie, aber ich fühlte mich in Sicherheit: Ich hatte mich ja für eine PDA entschieden und würde solch unmenschliche Schmerzen sicher nicht ertragen müssen.

Nur die PDA ließ auf sich warten. Wir wurden in einen Kreißsaal gebracht. Ich wurde untersucht und mit dem CTG verkabelt, das von nun an dauerhaft an bleiben sollte. Wir blieben allein im Kreißsaal zurück. Ich lag auf dem Kreißsaalbett wie ein Käfer auf dem Rücken. Ab und zu stand ich auf, aber ich hatte kaum Bewegungsfreiheit. Ich war an das CTG-Gerät »gefesselt«. Die Länge der Kabel beschränkte meine Möglichkeit, mich zu bewegen. Ich konnte mich maximal einen Meter vom CTG-Gerät entfernen. Gefühlt im 10-Minuten-Takt schickte ich meinen Mann auf den Flur, er sollte die Hebammen suchen und fragen, wo um alles in der Welt die PDA bleibt. Wenn die PDA nur endlich gekommen wäre.

Zwei endlos lange Stunden musste ich auf die PDA warten. Fand mein Mann auf dem Flur eine Hebamme, kam immer dieselbe Antwort: »Der Anästhesist ist noch im OP, und außerdem haben zwei andere Mütter ebenfalls eine PDA geordert.« Wir mussten also warten. Gegen 16.00 Uhr erschien endlich eine Hebamme, die sagte, dass ich gleich die PDA bekäme. Sie spritzte mir ein wehenhemmendes Mittel, damit ich für das Legen der PDA stillhalten konnte. Die Wirkung setzte sofort ein. Ich hatte nur noch sehr schwache Wehen und war erst mal von den fürchterlichen Schmerzen befreit. Warum hatte man mir nicht längst ein alternatives Mittel gegen Schmerzen oder eben auch ein wehenhemmendes Mittel gegeben, damit ich die Wartezeit bis zur PDA besser verkrafte? Ich bekam ein OP-Hemd zum Überziehen.

Der Anästhesist kam, ich sollte mich weit nach vorne beugen und stillhalten. Als er die PDA legte, schrie ich vor Schmerzen, und Tränen liefen über mein Gesicht. Die Hebamme, die danebenstand, fragte mich skeptisch, ob es wirklich so schmerzhaft gewesen wäre. Die Wehen seien ja sicherlich schlimmer gewesen. Ich hatte das Gefühl, dass man mich als besonders zimperlich darstellen wollte. Die PDA begann zu wirken. Ich bekam ein Mittel gespritzt, das die Wehen wieder fördern sollte. Von nun an schien mir alles wie ein Kinderspiel. Die Schmerzen waren fast völlig betäubt. So ließ es sich aushalten. Dennoch öffnete sich der Muttermund laut der Hebamme nur sehr langsam. Nach einer Weile kam der Schmerz zurück, und die PDA wurde nachgespritzt. Ich lag auf dem Kreißsaalbett, stellte mich ab und zu hin und äußerte den Wunsch, ein bisschen laufen zu dürfen. Doch da die

Hebamme befand, dass ich unbedingt dauerhaft mit dem CTG verkabelt bleiben müsste, wurde mein Wunsch abgelehnt.

Gegen 19.00 Uhr kündigte die Hebamme an, nun die Fruchtblase zu sprengen. Das sollte den Geburtsverlauf beschleunigen, da es ihnen zu langsam gehe. Die Fruchtblase wurde also geöffnet. Kurz darauf hatte ich tatsächlich das Gefühl, dass die Wehen wieder stärker würden. Sie wurden wieder schmerzhafter. Wir waren mal wieder allein im Kreißsaal, also schickte ich meinen Mann auf den Flur. Er sollte eine Hebamme suchen und sagen, dass ich die PDA noch mal nachgespritzt bekommen möchte. Als die Hebamme gegen 20.00 Uhr kam, hörten wir ein Gespräch an der Kreißsaaltür zwischen der Hebamme, die mich seit dem frühen Nachmittag betreut hatte, und einer mir noch unbekannten Person, die offenbar auch Hebamme war. Die »Neue« sagte, dass sie auch endlich mal wieder ein Kind auf die Welt holen und deshalb meine bisherige Hebamme ablösen will. Ich fühlte mich fürchterlich. So kurz vor Ende der Geburt noch ein weiterer Hebammenwechsel. Dass die »Neue« mich nur betreuen wollte, weil sie unbedingt mal wieder ein »Kind auf die Welt holen wollte«, erweckte in mir den Eindruck, dass es bei dieser Entscheidung überhaupt nicht um mich oder mein Kind und unsere Bedürfnisse ging.

Und tatsächlich stellte sich heraus, dass ich damit vom Regen in die Traufe gekommen war. Die neue Hebamme kam herein und sagte mir, dass sie die PDA nun bestimmt nicht mehr nachspritzen werden. So kurz vor dem Geburtsende würden sie das nicht mehr machen. Für mich brach eine Welt zusammen. Ich begriff plötzlich, weshalb ich die Schreie der anderen Frauen gehört hatte. Weshalb ich vor kurzem auch eine der Frauen, die zeitgleich mit mir die PDA bekommen hatte, bestialisch schreien hörte. Ich bekam Angst, dass die furchtbaren Schmerzen, die ich beim Warten auf die PDA hatte, wiederkehren würden ... und noch schlimmer. Ich war nervlich am Ende und fing an zu weinen, nachdem mir die Hebamme eröffnet hatte, dass hier niemand mehr meine PDA nachspritzen würde. Ich fühlte mich im Stich gelassen. Wie Recht ich doch hatte: Die neue Hebamme quittierte meine Angst und meine Tränen mit einem gehässigen Lachen. »Hast Du geglaubt, Geburt geht ohne Schmerzen, oder was?«, fragte sie in gebrochenem Deutsch und lachte laut weiter. Ich fühlte mich einer Verrückten ausgeliefert, alleingelassen, nicht ernst genommen und lächerlich gemacht. Sie verließ den Kreißsaal wieder.

Ich hatte Angst davor, wieder Schmerzen zu haben, und ich hatte Angst vor dieser Hebamme. Ich hatte nicht das Gefühl, mit dieser Frau hier und jetzt ein Kind gebären zu können. Kurze Zeit später kam sie wieder. Ich war immer noch völlig aufgelöst und verzweifelt. Wieder hatte ich starke Schmerzen bei den Wehen. Sie sah sich die CTG-Kurve an und sagte, dass die Herztöne von unserem Kind etwas abgefallen wären und dass sie vielleicht gleich einen Kaiserschnitt machen müssten. Dann ging sie wieder.

Ein Kaiserschnitt. Den hatte ich nicht gewollt. Doch meine Lage war verzweifelt. Ich hatte Angst vor den Schmerzen, denen man mich auslieferte, und ich hatte Angst vor dieser Hebamme, die es offensichtlich nicht gut mit mir meinte. Ein Kaiserschnitt schien mir nun wie ein Ausweg aus dieser Tortur. Als die Hebamme wiederkam, sagte sie aber, dass es nun doch keinen Kaiserschnitt geben würde. Die Herztöne wären wieder normal. Die Ärztin kam nun auch hinzu. Sie sagten mir, es könne jetzt gleich mit den Presswehen losgehen könne.

Ich sagte zu beiden, dass ich auf keinen Fall einen Dammschnitt haben möchte, und fragte, ob ich nicht für die Pressphase auf den Gebärhocker könne. Ich hatte viel dazu gelesen und ganz bewusst entschieden, dass ich einen Dammriss einem Dammschnitt vorziehen würde. Die Heilung soll bei einem Riss viel besser verlaufen. Auch hatte ich gelesen, dass die Rückenlage nicht die beste Lage für die Geburt sei, da man das Kind quasi »bergauf« schieben müsse. Die Ärztin sagte mir, ich könnte auf den Hocker. Aber sie würde davon abraten. Meinen Damm könnten sie schließlich am besten schützen, wenn ich auf dem Rücken im Kreißsaalbett liege. Ich war verwirrt, da es dem widersprach, was ich gelesen hatte. Ich fragte noch mal etwas verunsichert nach, welche Gebärposition denn nun die beste für den Damm sei. Die Hebamme bestätigte, ich sollte liegen bleiben, dann würden sie meinen Damm schützen. Sie holte noch ein paar Globuli, die sie mir gab, und sagte, dass diese für den Dammschutz gut wären. Ich war erschöpft, verängstigt, ich hatte Schmerzen, und ich glaubte Ärztin und Hebamme, die ja eigentlich die Expertinnen für diese Fragen sein sollten.

Die Hebamme fragte, ob mein Mann die Nabelschnur durchschneiden möchte. Darüber hatten wir uns im Vorfeld viele Gedanken gemacht und waren zu dem Schluss gekommen, dass wir das nicht möchten. Wir sagten der Hebamme, dass er die Nabelschnur nicht durchschneiden will. Sie wollte noch wissen, ob ich die Plazenta mitnehmen möchte. Ich sagte ihr, dass ich die Nachgeburt nicht haben und sehen will. Sie murmelte enttäuscht etwas vor sich hin.

Ich sammelte noch mal all meine Kräfte und nahm mir vor, mein Kind sehr schnell aus mir herauszupressen, damit die Wirkung der PDA noch nicht ganz versiegt sein würde und ich von den schlimmsten Schmerzen verschont bleibe. Die Presswehen begannen. Hebamme und Ärztin stellten sich quer zu mir. Ich sollte meine Beine in ihre Hüften stemmen. Das kam mir zwar etwas unsicher und wackelig vor, aber ich gehorchte. Beide gaben mir Pressanweisungen. Und ich presste mit aller Kraft.

In einer Wehenpause stellten sie meine Beine ab. Sie sagten, dass ich wunderbar pressen würde und dass das Köpfchen schon zu sehen sei. Das Pressen fiel mir leicht. Ich hätte noch ewig so weitermachen können. Die Ärztin setzte sich zwischen meine Beine. Als sie sich umdrehte und etwas weglegte, begriff ich, was geschehen war: Sie hatte mir einen Dammschnitt verpasst. Ohne Ankündigung, ohne mich um Erlaubnis zu fragen. Obwohl ich darum gebeten hatte, dass mein Damm geschützt und nicht kaputtgeschnitten wird. Obwohl ich so gut gepresst hatte. Ich hatte keinen besonders starken Pressdrang. Ich hätte bei Bedarf jederzeit weniger pressen können, wenn man mir gesagt hätte, dass es nötig wäre. Ich hätte noch lange weiterpressen können, wenn es sich noch länger hingezogen hätte.

Ein paar Wehen später war unser Sohn dann da. Hebamme und Ärztin betonten noch mal, dass sie selten eine Frau so kraftvoll haben pressen sehen. Die Hebamme nabelte unseren Sohn ab, wickelte ihn in ein Handtuch und gab ihn mir in den Arm. Als die Plazenta da war, hob sie die Plazenta an der Nabelschnur hoch und schlenkerte beides vor unseren Gesichtern herum. Dabei erzählte sie, was für eine tolle Sache doch diese Plazenta wäre. Bis eben war das noch ein Teil meines Körpers. Und nun schlenkerte diese Hebamme damit vor unseren Gesichtern herum, obwohl wir das nicht gewünscht hatten. Ich empfand es als pietätlos und als respektlos, sich so über unsere Wünsche hinwegzusetzen und mit ehemaligen Körperteilen von mir so selbstbestimmt umzugehen. Das Verhalten von Hebamme und Ärztin kam mir insgesamt als absolut übergriffig vor.

Mit dem Dammschnitt hatte ich noch sechs Wochen körperliche Probleme. Die ersten Tage konnte ich vor Schmerzen kaum laufen und nicht sitzen. Wann auch immer eine Schwester auf der Entbindungsstation die Naht kontrollierte oder meine Nachsorgehebamme dann zu Hause, waren sie entsetzt darüber, wie groß der Schnitt war. Ich hätte jedes Mal anfangen können zu weinen.

Und ich habe in den ersten Wochen und Monaten nach der Geburt oft geweint. Weil man mich ausgelacht hatte, weil man mich gequält und mir vermittelt hatte, dass es ihnen Lust bereitete, mich leiden zu sehen. Weil ich mich ausgeliefert und belogen gefühlt habe. Weil ich denke, dass man nie vorhatte, meinen Damm zu schützen. Als ich den Wunsch äußerte, meinen Damm vor Verletzungen – insbesondere vor einem Schnitt – zu schützen, wussten vermutlich Hebamme und Ärztin beide längst, dass sie mich in jedem Fall aufschneiden würden. Der Dammschnitt war nicht nur medizinisch unnötig. Ich hatte ihn auch abgelehnt. Ich litt vor allem darunter, dass ich über den Schnitt nicht informiert wurde und er offenbar aus lauter Lust an der Sache oder aus finanziellen Gründen durchgeführt wurde.

Erst nach Wochen hatte ich keine Schmerzen mehr. Doch das Gefühl der Wut, der Ohnmacht und des Missbrauchs dauern bis heute an. Am 25. November 2013 habe ich die Klinik erstmalig mit der Gewalt, die mir unter der Geburt angetan wurde, konfrontiert. Ich habe ihnen ein Paket mit einer Rose, einem Zettel der Roses Revolution und einem Brief geschickt, in dem ich das angeklagt habe, was mir geschehen ist. Ich habe bis heute keine Reaktion auf diesen Brief erhalten.

V. Erfahrungsberichte von (werdenden) Hebammen

Solveig, damals werdende Hebamme, Hamburg

»Warum bin ich gerne Hebamme, was mag ich daran so? Warum wollte ich immer Hebamme sein, und wie war es dann, als es endlich so weit war?«

Diese Fragen stellte mir Björn Schönfeld im Rahmen seines Fotoprojekts, mit dem er uns Hebammen ein Gesicht geben will. Unser Beruf ist zur Zeit aufgrund der dramatischen, finanziellen Notlage häufig in den Medien zu sehen. Um zu zeigen, wer sich hinter den Hebammen verbirgt, wofür es sich zu kämpfen lohnt, rief er eine Aktion ins Leben (www.bjoernschoenfeld.de/daserstegesicht/).

Ich saß vor meinem Frageformular und wusste keine rechte Antwort. Die anderen Hebammen schrieben so schöne Worte, wohlklingende Sätze und Liebeserklärungen an ihren Beruf. Ich empfand plötzlich nur Schmerz. Versteht mich nicht falsch: auch ich liebe meinen Beruf. Die Familien, die ich begleiten darf, sind ein Geschenk. Und es ist ein wirklich schönes, warmes Gefühl, ihnen etwas zurückgeben zu dürfen. Sei es auch nur, ihnen ein herzliches Lachen zu entlocken, an einem ihrer düsteren Tage.

Warum dann der Schmerz?

Weil ich auch gerne geschrieben hätte: »Ich habe xyz Geburten begleitet und die waren so schön und die Sonne schien, die Welt stand still und die Glocken erklangen.«

Aber ich musste an all die Frauen denken, die ich während meiner Ausbildung sah, bei denen dies so gar nicht der Fall war. Bei denen Selbstbestimmung, Liebe, Achtung, (Ur-)Vertrauen, Respekt, Zeit und Geduld auf der Strecke vom Auto in den Kreißsaal niedergetrampelt wurden. All die gute Hoffnung, die sie mitbrachten, die sie sich in den Geburtsvorbereitungskursen ausmalten und die dann dem Personalmangel und anderen Widrigkeiten weichen mussten.

Mehr als einmal saß ich nach einer Geburt geschockt und weinend in einem der Waschräume oder in Krankenhaustoiletten. So hatte ich mir das Hebammewerden und -sein bestimmt nicht vorgestellt.
Die Geburten waren nicht alle so. Ich dachte auch, Dammschutz und Dauer-CTG muss man wohl so hinnehmen. Aber muss man auch Schnitte hinnehmen als Frau, in die empfindlichste Körperstelle, nur weil jemand das Schneiden üben muss? Muss eine Gebärende schreiend und feuerrot auf dem Rücken liegen, während sie panisch keine Luft mehr bekommt – nur weil es einem der Anwesenden nicht schnell genug ging und jemand »von oben mithelfend« mit vollem Körpereinsatz auf ihrem Brustkorb lag? Muss man es als Frau hinnehmen – und zwar ohne gefragt zu werden – dass ein junger Assistenzarzt das Kind mit einer Zange aus einem herauszieht, nur weil gerade der alternde Oberarzt zugegen ist und die Situation (aus)genutzt werden soll, etwas zu lernen, was zum einen aus der Mode gerät und zum anderen von jenem Assistenzarzt nie wieder angewandt werden wird? (Der Assistenzarzt hat sich kurz darauf als Gynäkologe niedergelassen.) Muss das alles sein? Ist DAS etwa GEBURTSHILFE?

Für mich glichen viele der Situationen sexuellen Misshandlungen.

Ich habe 2009 mein Examen gemacht. Bis zur Ausbildung dachte ich, danach Geburten begleiten zu können. Nach meiner letzten Geburt nahm ich nur noch die Beine in die Hand und lief davon.

Warum schreibe ich das jetzt? Vielleicht, weil das erste Gesicht (also das der Hebamme – hier bezogen auf das Fotoprojekt von Björn Schönfeld) auch ein emotionales Wesen ist, mit Tränen in den Augen, weil so viele Frauen, Babys und Familien ihrer Würde und schöner Geburten beraubt werden. Überall auf der Welt.

Eine gute, liebevolle, wissende und zurückhaltende Begleitung ist so wichtig, und das richtige Maß ist von unschätzbarem Wert.

Bis zu dem Foto-Projekt »Das erste Gesicht auf Erden« dachte ich, dass das alles Schnee von gestern und nicht mehr zu ändern ist. Ich kam zu dem Entschluss, keine Geburtshilfe mehr anzubieten (ich konnte es einfach nicht, ich war innerlich immer wie gelähmt). Wochenbettbegleitung und Schwangerenvorsorge füllten mich auch aus. Auch dies war ein wundervolles Arbeitsfeld, wenn auch ein etwas unbekannteres für die Außenwelt. Viele wissen eben nicht, was genau Hebammen alles machen.

Zu Hause angekommen war da immer die Frage: »Was liebst du an deinem Beruf, was bewegt dich am meisten, was würdest du dir wünschen?«

Ich begleite Frauen, Familien (der Papa darf keinesfalls vergessen werden! Er ist enorm wichtig!) in der Zeit der Schwangerschaft und des Wochenbettes. Manchmal auch lange darüber hinaus.

An meinem Beruf liebe ich am meisten, das noch im Bauch versteckte, unbekannte und doch so nahe Leben wachsen zu sehen; eine Familie beim Entstehen begleiten zu dürfen, mit all dem Unbekannten, was auf sie zukommt. Ich mag es, Familien Halt zu geben, ihnen Ansprechpartnerin zu sein, ihr offenes Ohr, ihre Informationsquelle, ihre Schulter zum Ausweinen, ihre Vertraute, ihre Aufmunterung und auch mal Rettung in der Nacht. Es ist schön, wenn man es gemeinsam schafft, dass das verflixte Stillen endlich klappt oder das Tragetuch endlich da sitzt, wo es bequem ist.

Familien haben das Recht, vorbehaltlos und würdevoll ernst genommen und in dem für sie nötigen Zeitraum begleitet zu werden! Dass sich Frauen entscheiden können sollten, wo und wie sie ihr Kind aus eigener Kraft gebären, steht nicht zur Debatte. Selbstbestimmung ist ein Grundrecht!

Hebammen müssen für ihre Arbeit angemessen entlohnt werden! Zu viele unserer geliebten Tätigkeiten bleiben ein Ehrenamt.

Maria, Hebammenschülerin, 30 Jahre, Baden-Württemberg

Frauen kommen in den Kreißsaal einer Klinik in einer besonders außergewöhnlichen Lebenssituation einer Schwangerschaft. Vielleicht können sie ihre Schwangerschaft bis zu diesem Zeitpunkt genießen, möglicherweise verlief sie unkompliziert, auch möglich, dass es ein gewünschtes Kind ist. Aber vielleicht ist alldem nicht so und die Frau, die gerade an der Kreißsaaltür klingelt, hat eine sehr schwere Zeit hinter sich, trägt ein Kind im Bauch, das ungewollt ist, die Partnerschaft ist möglicherweise zu Bruch gegangen oder das Kind durch eine Vergewaltigung entstanden.

Wie es der Frau wirklich geht, weiß vielleicht nur sie. Diese Frau steht nun klingelnd an der trüb-milchigen Glastür des Kreißsaals, unsicher und nicht wissend, was auf sie zukommt. Ein unberechenbarer und oft unbeeinflussbarer Moment. Vielleicht ist sie angespannt und erfüllt von Sorgen, ob es dem Kind gut geht. Oder sie ist in freudiger Erwartung, bald das Kind in ihren Armen halten zu dürfen – womöglich geplagt vom Wehenschmerz, der die Zeit zum Stillstand bringt. Die Kreißsaaltüren öffnen sich, die Frau steht dort eventuell ängstlich, neugierig oder hoffnungsvoll wartend, was auf sie zukommt und welcher freundlichen Hebamme sie begegnen wird. Alleine oder in Begleitung von Familie und Freunden. Wie ein Glücksspiel.

Die Gedanken der Frau kreisen: »Hoffentlich ist die Hebamme nett, und ich komme gut mit ihr klar. Menschen, die als Hebamme arbeiten, müssen doch eine positive, angenehme und einfühlsame Ausstrahlung haben.« Das sind die Erwartungen der Frauen von dieser Begegnung. Werden diese Bilder und Erwartungen erfüllt? Woher kommt dieses Bild einer liebevollen Hebamme oder das Bild, dass eine Geburt zwar vielleicht schmerzhaft, aber ein schönes Ereignis ist? Wie können sie sich vorher ein Bild dieser Erlebnisse machen, wenn sie diese Situation noch nie zuvor erlebt haben und auch keinen wahren Einblick gewinnen können und sich bis jetzt nie gefragt haben, ob dieses vermeintlich schöne Bild – ein Kind auf die Welt zu bringen – vielleicht gar nicht so schön verlaufen wird oder möglicherweise sogar die schlimmste Erfahrung Ihres Lebens sein wird? Eine Geburt ist eine unwillkürliche Situation, auf die man sich »einfach« einlassen soll. Was, wenn Sie sich gar nicht darauf einlassen können, weil ihr Bild, das sie sich vorher »gemalt« haben, überhaupt nicht mit dem übereinstimmt, was ihnen begegnet? Ist es eine Begegnung? Begegnet ihnen wirklich jemand an der Tür des Kreißsaals oder bei ihrer Geburt? Oder sind sie nur eine Patientennummer, die durch die industrielle Maschinerie des Geburtsfließbandes durchgeschleust wird? Können sie sich, wenn sie sich unwohl fühlen, einfach umdrehen und wieder nach Hause gehen? Nein, es gibt dann selten ein »Zurück«.

Wenn es an der Kreißsaaltür klingelt, muss ich als Hebammenschülerin zügig an die Tür laufen. Danach gehe ich mit der Schwangeren den fünfschrittigen Weg zur Toilette, wo sie mir gleich routinemäßig Urin abgeben muss. In meinem Kopf kreisen die Fragen, die ich der Frau in kürzester Zeit stellen muss. Ich bin angespannt und in Hetze, ich darf keine wichtige Frage vergessen. Und ich verspüre den Druck, großen Ärger zu bekommen, von der im Bürostuhl schaukelnden, mit ihrer Kollegin quatschenden und lästernden Hebamme, die mit einem Auge auf den Bildschirm schaut, der die aktuell laufenden CTG-Aufnahmen der anderen im Kreißsaal anwesenden Frauen zeigt. Wenn die Schwangere den Verdacht äußert, Fruchtwasser zu verlieren, muss ich ihr gleich auf Toilette folgen, einen Blick in die Unterhose werfen, da ich die Beobachtungen der Hebamme schnell, vollständig und akkurat mitteilen muss. Die Hebamme nennt mir dann den Raum, in den ich die Frau legen darf. Die Frau kommt aus der Toilette, muss zügig in den vorgesehenen Raum auf die Liege – immer unter Zeitdruck. Ich muss innerhalb von Sekunden Kontakt zu der Frau aufbauen. Dann muss ich zügig mit einigen Handgriffen auf ihren Bauch versuchen zu erfassen, wie das Kind im Bauch liegt, dann das CTG anlegen, Blutdruck und Temperatur messen, Akte anlegen und der Frau oder dem Paar mitteilen, dass der Arzt gleich kommt, sie untersuchen wird, einen venösen Zugang legen und Blut abnehmen wird. Der weitere Verlauf wird danach besprochen.

Nach oft längeren Wartezeiten kommt dann der rastlose, routinierte, vielleicht sogar abgestumpft wirkende Arzt, der möglicherweise schon seit über 20 Stunden auf den Beinen im Dienst steht. Vielleicht kommt er gerade aus dem OP, sagt womöglich noch »Hallo, ich werde sie untersuchen, dann sehen wir weiter. Bitte untenrum freimachen«. Die Frau ahnt, dass es gleich mit einer vaginalen Untersuchung losgeht. Ohne eine andere Wahl, eine informierte Aufklärung zieht sie sich ohne Sichtschutz vor dem Arzt, ihrem Mann, einer Schülerin und einer Hebamme aus. Sie soll auf die Liege, die Beine auseinanderspreizen und sich entspannen, heißt es. Jetzt »bohrt« in Beobachtung dieser vielen Menschen ein wildfremder Mann unsanft und für sie sehr schmerzhaft seine zwei großen Finger schnell in ihre angespannte und trockene Scheide.

Die Frauen schauen mir sprachlos und eingeschüchtert in die Augen, sie leiden und sie wissen, dass das nicht gut ist, wie mit ihnen gerade umgegangen wird. Sie sind handlungsunfähig, sie meinen, in besten Händen zu sein, und sie wollen nur das Beste für ihr Kind. Darum glauben sie, die grausamsten Dinge tolerieren zu müssen, stark sein zu müssen. Die Frauen kennen keinen Ausweg aus dieser Situation. Sie haben Angst, wenn sie jetzt den Mund aufmachen, den Arzt oder die Hebamme in ihrem Tun aufhalten, hinterfragen oder Ähnliches, dass sich das auf ihre fortlaufende Behandlung auswirken wird. Das kann es.

Schon in dem Routineablauf einer Aufnahme im Kreißsaal wird die Intimsphäre einer Frau verletzt.

Ich bin zutiefst schockiert über die Geburtshilfe, die ich miterlebe. Es heißt, man muss ein guter Verkäufer sein. Den Frauen das aufschwätzen, was man selbst gerade möchte. Wenn es an dem Tag genügend Geburtseinleitungen gibt, dann überredet man die Frau, an einem anderen Tag einzuleiten. Wenn man gerade keine Nerven für die Frau übrig hat, dann »schießt« man sie mit Medikamenten ab. Das soll sich selbstbestimmte Geburt nennen.

Die Gesellschaft wundert sich über die hohe Kaiserschnittrate. Aber wie soll eine Frau im Kreißsaal, präsentiert wie auf einem Tisch, die Beine gespreizt, womöglich in Blickrichtung zur Tür, mit reinplatzendem Personal, grellem Licht, kalten Räumen, mit Intimsphäre verletzenden Handlungen und respektlosem Umgangston, sich dabei ganz fallen lassen, sich so entspannen, dass sie die große Herausforderung einer Geburt vollziehen kann? Dieses einmalige und intime Erlebnis für die Frau, das Paar mit das Kind kann so verletzt werden.

Frau S., 30 Jahre alt, erwartet ihr erstes Kind, sie ist sieben Tage über dem errechneten Geburtstermin, hat eine unkomplizierte Schwangerschaft gehabt und steht nun mit sehr heftigen Wehen an der Kreißsaaltür. Sie wurde heute Morgen mit einem Prostaglandin-Vaginalgel eingeleitet. Da sie sieben Tage über Termin ist und noch keine körpereigenen Wehen begonnen haben, versucht man mit diesem Gel künstliche Wehen anzuregen, damit dann körpereigene Wehen einsetzen und die Geburt des Kindes bald folgt. Eine häufig praktizierte Methode der Geburtseinleitung. Frau S. kommt schreiend in den Kreißsaal, sie lässt sich nur schwer bis gar nicht von mir beruhigen. Die Wehen nehmen in einem Sturm heftig zu, für die Frau sind keine Wehenpausen wahrnehmbar. Sie legt sich auf das Kreißbett, windet sich und schreit in einem schrillen und lauten Ton in jeder Wehe. Der Schmerz lässt kaum nach zwischen den Wehen. Ich, als Schülerin, begleite vorerst die Frau. Die Oberärztin hört die Frau vor der Tür, kommt rein, versucht sie zu beruhigen. Die Frau verlangt nach einem Schmerzmittel. Ohne Aufklärung wird ihr Schmerzmittel über den venösen Zugang gegeben, die Frau bekommt anschließend einen rasenden Puls – eine der Nebenwirkungen. Die Hebamme ist vielbeschäftigt, stürzt immer wieder kurz herein. Die Frau wünscht einen Kaiserschnitt. Aufgrund einer schweren Gerinnungsstörung der Frau beraten sich die Oberärzte vor der Tür dahingehend, dass sie eine vaginale Geburt versuchen wollen. Sie wenden ohne jegliche Aufklärung oder Einwilligung der Patientin Lachgas an. Die Frau wünscht in kurzen Abschnitten schmerzstillende Medikamente. Die Oberärztin verabreicht ihr in kurzen Abständen mehrere Schübe an Schmerzmittel venös, bis sie anschließend nur noch so tut, als würde sie ihr etwas geben (Placeboeffekt). Die Frau schreit weiterhin schrill und laut in jeder Wehe und möchte einen Kaiserschnitt. Die Ärzte sehen ein hohes Risiko einer Verblutungsgefahr bei einer OP und versuchen die Frau zu beruhigen. Sie schreien sie an, und schließlich geben sie ihr mit den Worten »Das wird sie beruhigen« eine Tablette: das Psychopharmaka Tavor. Dies geschieht ohne Einwilligung, Aufklärung und überhaupt Nennung des Medikamentes. Es zeigt sich wenig Wirkung, und die Frau bekommt nach langem Bitten ihren Kaiserschnitt. Die Hebamme sagt zu mir, nachdem wir die Frau nach der OP verlegt haben: »Die Frau hat jetzt davon einen schweren Schaden und wird sicherlich eine gravierende Wochenbettdepression bekommen.«

An diesem Beispiel möchte ich deutlich machen, dass es aus meinen Erfahrungen heraus viele Fälle gibt, in der die Frau keine selbstbestimmten Entscheidungen treffen kann und darf. Es wird über sie bestimmt. Das ist eine Form von Gewalt. Eine machtvolle Abnahme ihrer Selbstbestimmung.

Frau L. ist bei vollem Bewusstsein auf einem OP-Tisch im OP, die Arme von sich wegstreckend in Halterungen, für sie nicht veränderbar rechts und links befestigt und mit auseinandergespreizten, hochgelagerten Beinen, ähnlich wie auf einem gynäkologischen Stuhl beim Frauenarzt – nur in einer liegenden Position. An ihrem Kopfende stehen ein bis zwei Anästhesisten. Im Raum noch anwesend: der Arzt, zwei OP-Pfleger, eine Schülerin. Die Frau wirkt sehr angespannt vor dem Eingriff. Sie sieht den selten mit ihr sprechenden Anästhesisten kaum oder gar nicht in ihrem Blickfeld. Sie nimmt viele und laute Geräusche wahr. Keiner spricht mit ihr, niemand erklärt ihr, was gerade oder als Nächstes getan wird. Sie spannt die Beine an, sodass sie sich nicht richtig in die Beinhalter lagern lassen. Die OP-Pflegerin spricht von Anfang an in einem genervten und lautem Ton mit der Frau bzw. über die Frau: »Sie soll sich entspannen, sonst wird das hier nichts.« Mehrmals und immer lauter weist sie Frau L. an: »Jetzt entspannen sie sich.« Mehr geht sie nicht auf die Frau ein. Der Arzt versucht seine Utensilien in die Scheide der Frau einzuführen. Durch die Anspannung der Frau gelingt es ihm nicht. Sie fängt an zu schreien und weinen. Der Arzt fragt den Anästhesisten laut in den Raum rufend, ob die Frau schon beim venösen Zugang so empfindlich war. Der Arzt behandelt einfach weiter, ohne mit der vor Schmerz und Angst weinenden und zitternden Frau zu kommunizieren. Die Frau wird während des Eingriffs vaginal so verletzt, dass sie unüblich viel nachblutet.

Lagen Sie schon mal bei vollem Bewusstsein auf einer Operationsliege im OP? Ich schon! Sie müssen sich vorstellen, Sie liegen parallel zur Decke, Sie können sehr wenig vom Raum und von den Personen im Raum sehen. Kühle sterile Wände begrenzen den Raum, kaltes, grelles Licht scheint auf Sie. Die Geräusche sind schallend und laut. Das Aufreißen der vielen sterilen Packungen macht Ihnen Angst und bereitet Ihnen Unwohlsein. Sie wissen nicht, was auf Sie zukommt. Sie hören viele Menschen im Raum, aber keiner spricht mit Ihnen. Sie haben Schmerzen, sind in ihren Gliedern angespannt und zittern. Ihre Beine und Arme sind in den Halterungen festgeschnallt. Sie sind nackt, ihre Schamlippen sind aufgespreizt und hell beleuchtet. Wie würden Sie sich fühlen?

Es ist nicht einfach, die verbale Gewalt, die während einer Geburt im Kreißsaal ausgeübt werden kann, in einfachen Sätzen zu formulieren. Es geht oft um weit mehr als das gesprochene Wort. In vielen Situationen handelt es sich nicht vordergründig um gewaltvolle verbale Äußerungen durch Ärzte, Hebammen und sonstiges Personal. Vieles wird über Körperhaltung, Mimik und Gestik für die Frau unter Geburt von großer Bedeutung.

Als Hebammenschülerin gehöre ich zu der untersten Stufe der Hierarchie eines Kreißsaals. Wir müssen nach festgelegten Standards handeln. Wenn wir dies nicht tun, werden wir unter Druck gesetzt und unser Selbstbewusstsein wird durch die Art und Weise der Kritik der Hebamme in Mitleidenschaft gezogen. Ich arbeite oft nicht nach meinem Wohlempfinden und muss viele Tätigkeiten auch ohne Aufklärung und ohne das Informieren der Gebärenden verrichten. Das empfinde ich in keinster Weise als gut. Wenn ich durch kleinste Äußerungen mein Handeln hinterfrage, greifen die mir zugeschriebenen Kritikpunkte und Beurteilungen der Hebamme meine Persönlichkeit an, ich werde bei meinen Tätigkeiten immer unsicherer und fange an, mich vor den Obrigkeiten zu ducken. Ich empfinde die Ausbildung als eine schwere Prüfung, weil die Hebammen meiner Ausbildungsstätte in einem Universitätskrankenhaus Macht auf mich ausüben und mich durch verachtende Blicke, erniedrigende Gesten und gewaltvolle verbale Äußerungen psychisch unter enormen Druck setzen. Ich bin nicht frei, mich auf meine Ausbildung und meine zu betreuende Gebärende zu konzentrieren. Stattdessen bin ich damit beschäftigt, ohne Schaden und Tränen den Dienst zu überstehen. Es werden hohe Erwartungen an mich gestellt, Fehler dürfen nicht passieren, und Fragen werden selten freundlich und ausführlich beantwortet. Ich empfinde, dass Hebammenschülerinnen nicht willkommen sind im Kreißsaal, sondern als eine unaufhörliche Plage angesehen werden. Diese respektlose Behandlung von Hebammenschülerinnen durch Hebammen führt sich Jahr für Jahr fort.

Viele Schülerinnen sind nach den drei Jahren einer solchen Ausbildung derart verletzt, dass sich das auf ihre weitere Arbeitsweise nach ihrem Examen extrem auswirkt. Bei nahezu allen vaginalen Untersuchungen – und das sind einige pro Dienst – empfinde ich mich als Zeugin einer Vergewaltigung. Ich bin der Meinung, wenn man diese Tatsache nicht als solche erkennt und verarbeitet, wird die eigene weitere Arbeit als Hebamme immer eine unbewusste Geschichte mit sich tragen, und die Erlebnisse werden auf eine ungünstige Art in die eigene spätere Arbeitsweise mit einfließen.

Ich bin Hebammenschülerin an einer Uniklinik und habe Ihnen meinen persönlichen Bericht, meine Beobachtungen und Erlebnisse im Kreißsaal beschrieben. Mein tiefstes Verständnis, mein Mitgefühl und Schmerz gilt den Frauen, die solche oder ähnlich negative und traumatisierende Erfahrungen machen mussten. Ich fühle mich als Zeugin vieler grausamer, erniedrigender und respektloser Umgangsweisen mit den Gebärenden im Kreißsaal. Ich habe versucht, Bilder und Gefühle zu beschreiben, die eigentlich unbeschreiblich sind. Dies sind für mich wahre Begebenheiten, die die schönen und berührenden Momente einer Geburt leider überschatten.

Barbara, werdende Hebamme, 21 Jahre, Mecklenburg-Vorpommern

Als Frau Yilmaz* zur Geburtseinleitung in den Kreißsaal kam, hatte ich als werdende Hebamme Dienst im Kreißsaal. Frau Yilmaz war mit ihrem zweiten Kind schwanger. Ihr erstes Kind war nach vielen Stunden Wehen doch noch mit einem Kaiserschnitt geholt worden, da die Geburt anscheinend nicht vorangegangen war. Einleitungswehen werden von den meisten Frauen als unangenehmer empfunden als »eigene« Wehen. Die Gebärenden kommen oft schlechter mit ihnen zurecht.

Frau Yilmaz war eine stille, sehr nette Frau, die die meiste Zeit mit verzerrtem Gesicht auf dem Bett lag und wenig Unterstützung einforderte. Die Hebammen schienen darüber eher erfreut zu sein, denn der Kreißsaal war voll. Frau Yilmaz war noch nicht lange immigriert und hatte außer ihrem Mann keine Unterstützung in Deutschland. Sie redete wenig und lächelte auf Fragen oft nur, nickte oder schüttelte den Kopf. Wenn eine der Hebammen in den Kreißsaal kam, sprachen sie sehr langsam und überdeutlich mit ihr.

Ich hatte das Bedürfnis, mich um Frau Yilmaz zu kümmern, und als ich etwas länger bei ihr blieb, begann sie sich zu öffnen und erzählte mir in hervorragendem Deutsch von der Türkei und dass es in Deutschland nicht leicht für sie sei. Frau Yilmaz' zweijähriger Sohn war mit ihrem Mann ebenfalls im Kreißsaal, da die beiden keine Betreuungsmöglichkeit für ihn hatten. Es wurde immer später, der Kleine immer quengeliger und die Wehen immer stärker. Frau Yilmaz konnte sich nur schwer auf sich konzentrieren mit dem kleinen Kind im Raum. Bei ihrer ersten Geburt hatte sie eine PDA gehabt und wollte jetzt gerne wieder eine haben. Ich ging zu den Hebammen, um ihnen ihren Wunsch zu übermitteln. Auch jetzt hatte ich – wie so oft schon – das Gefühl, dass das Team im Kreißsaal meinte, besser zu wissen, was gut für die Gebärende sei.

In Kreißsälen wird oft darüber gelästert, wie »schnell« manche Frauen eine PDA wollen. Ich war genervt davon, denn ich hatte das Gefühl, dass diese sehr angespannte und schon recht erschöpfte Frau, die bei ihrer ersten Geburt keine guten Erfahrungen gemacht hatte, von einer PDA profitieren würde. Und da sich ohnehin niemand sonderlich für sie zu interessieren schien, war dies wohl der beste Weg. Als nach einer halben Stunde immer noch kein Arzt da war, um sie über die PDA aufzuklären, ging ich nochmals in das Stationszimmer, um Frau Yilmaz' Wunsch zu verdeutlichen.

Als die PDA dann schließlich gelegt wurde, ging der Mann von Frau Yilmaz mit dem Sohn raus. Ich stand am Kopf von Frau Yilmaz und sprach ihr Mut zu. Sie ließ das alles ganz tapfer über sich ergehen. Ihr Mann und ihr Sohn kehrten in den Kreißsaal zurück. Der Zweijährige wurde immer anstrengender und Frau Yilmaz immer genervter. Schließlich wurde beschlossen, dass Frau Yilmaz' Mann mit ihrem Sohn nach Hause gehen und dort bleiben würde. Die Geburt schien noch eine Weile zu dauern, und im Kreißsaal konnte auch niemand anderes auf ihn aufpassen. Abgesehen davon ließ er auch niemanden außer seinen Eltern auf sich aufpassen.

Als die beiden weg waren, wurden die Hebamme und die Ärztin aktiver. Das Kind kam trotz geöffnetem Muttermund nicht tiefer ins Becken, und sie wollten versuchen, durch einen Wehentropf den Vorgang etwas zu beschleunigen. Der Tropf wurde halbstündlich höher gestellt, aber die Wirkung war nur mäßig. Frau Yilmaz lag die ganze Zeit auf dem Bett, mal auf der einen, dann auf der anderen Seite, und versuchte, zwischen den Wehen zu schlafen. Ich war die meiste Zeit bei ihr im Kreißsaal. Nach einiger Zeit klagte sie darüber, dass es im Oberbauch so drücke. »Uterusruptur«, kam mir sofort in den Sinn. Bei einer Uterusruptur reißt die Gebärmutter, was sich meist durch zunehmenden und schließlich unerträglichen Wehenschmerz äußert. Der Schmerz weiter oben im Bauch war meines Wissens eher untypisch für eine Uterusruptur. Aber wir hatten in der Ausbildung die »geburtshilfliche Pathologie« auch noch nicht behandelt. Was ich aber wusste, war, dass bei einer Uterusruptur der Schmerz nicht mehr nachlässt. Deshalb fragte ich, was denn in der Wehenpause sei. »Da ist nichts mehr«, sagte sie.

Ich ging sofort in das Dienstzimmer und berichtete von Frau Yilmaz. Alle waren nur mäßig beeindruckt. Ich fand das überhaupt nicht lustig und hatte nach wie vor ein komisches Gefühl. Ich ging also zurück zu Frau Yilmaz und nahm mir vor, sie genau zu beobachten. Der Schmerz veränderte sich nicht wirklich. Nach ein paar Stunden kamen die Ärztin und die Hebamme zusammen in den Kreißsaal und sagten, dass »man sich jetzt mal entscheiden müsse«.

Sie wollten den Tropf noch einmal richtig hochstellen, Frau Yilmaz mitschieben lassen und schauen, ob das Kind tiefer komme. Ansonsten müsse man langsam mal über einen Kaiserschnitt nachdenken. Die Hebamme untersuchte vaginal, die Ärztin untersuchte vaginal. Frau Yilmaz drückte unter lautem Anfeuern mit, aber »es kam nichts an«, laut Hebamme und Ärztin. Beide sahen sich an und murmelten »kristellern«. Mir wurde schlecht. Für mich als werdende Hebamme gibt es fast keine geburtshilfliche Intervention, die ich schrecklicher finde als das Kristellern. Für mich ist das pure Gewalt.

Ohne groß zu erklären, was da jetzt gemacht werden würde, kniete sich die Ärztin neben die Frau auf das Bett und drückte während der Wehe von oben gegen die Gebärmutter, um das Kind nach unten zu schieben. Frau Yilmaz schrie vor Schmerz, aber die Ärztin machte dennoch weiter. »Man muss die Wehe ja auch ausnutzen«, gab die Ärztin als Rechtfertigung dafür an. Ich stand starr neben Frau Yilmaz' Kopf und hielt ihre Hand. Ich kam mir absolut hilflos vor, und mein sehnlichster Wunsch war es, wegzulaufen, um das alles nicht mit ansehen zu müssen. Aber ich wollte sie nicht alleine lassen mit den anderen, die sie behandelten, als wäre sie dumm.

Die Hebamme, die älter war als die Ärztin, übernahm in der nächsten Wehe das Kristellern. Sie nahm einen Kissenbezug, rollte ihn zusammen und wickelte ihn um das Bettgestell, damit sie was zum Ziehen hatte. Mit der einen Hand stützte sie sich dann auf dem Bett ab, mit der anderen packte sie das Tuch und rammte Frau Yilmaz den Ellenbogen in den Bauch. Frau Yilmaz wehrte sich und erbrach. Sie hörten auf. Die Ärztin sagte laut: »So wird das nichts, die macht ja nicht mit.« Sie sagten zu Frau Yilmaz, dass man das jetzt noch einmal machen müsse, sonst hieße es gleich Kaiserschnitt.

Ich hätte einen Kaiserschnitt vorgezogen an Frau Yilmaz' Stelle, anstatt dieser »Vergewaltigung«. Das Ganze ging von vorne los, und sie erbrach wieder.

Die Ärztin seufzte genervt, ging hinaus und rief die Oberärztin an. Als diese da war, wurde wieder vaginal untersucht. Die Hebamme steckte ihre Finger rein, die Assistenzärztin steckte ihre Finger rein, die Oberärztin steckte ihre Finger rein. Ich hätte ihnen zugetraut, dass sie mich fragen, ob ich vielleicht auch noch will.

Frau Yilmaz lag schweigend auf dem Bett. »Wehentropf ganz hoch und ein letzter Versuch«, sagte die Oberärztin. Als ihr der Ellenbogen von der Oberärztin in den Bauch gerammt wurde, erbrach sie wieder. Die Assistenzärztin sagte: »So geht das schon die ganze Zeit. Bringt gar nichts. Die macht einfach nicht mit.« Die Oberärztin sah Frau Yilmaz an, die erschöpft und abwesend dalag, sagte »Kaiserschnitt« und ging raus. Ich war erleichtert. Das »Gemetzel« hatte also ein Ende. Als ich alle Dinge zur Vorbereitung für den Kaiserschnitt hereinholte und wir mit Katheterlegen und Rasieren begannen, fing Frau Yilmaz auf einmal an, wie am Spieß zu schreien. Jetzt war sie da – die Uterusruptur. Mit vielen Leuten hievten wir sie auf den fahrbaren Operationstisch, die Hebamme sagte nur: »Das ist jetzt ein Notfall, wir erklären ihnen alles danach.« Ich blieb nicht im Operationssaal, ich hatte genug und setzte mich zitternd in dem verlassenen Kreißsaal auf einen Stuhl.

Als nach ein paar Minuten die Hebamme das Baby hereinbrachte, dem wunderbarerweise nichts passiert war, stand ich auf, um es anzusehen. Das arme, kleine Ding, dessen Mutter jetzt erst einmal eine ganze Weile brauchen würde, um aus der Vollnarkose aufzuwachen. Die Hebamme ging hinaus und bat mich, von der Wochenstation ein Bettchen zu holen, wo wir die Kleine hineinlegen könnten. Ich schrieb ihr ein Namensbändchen und beschloss, obwohl meine Schicht zu Ende war, noch dazubleiben. Ich konnte das Kind nicht alleine lassen, nach allem, was Kind und Mutter durchgemacht hatten. Sie hatte Glück gehabt, dass ihre Gebärmutter nicht so schlimm gerissen war, dass sie entfernt werden musste. Aber ein weiteres Kind wird sie wohl nicht mehr bekommen.

Eine Woche später behandelten wir in der Schule die Uterusruptur. Wir lernten die disponierenden Faktoren dafür kennen: 1. Zustand nach Kaiserschnitt, 2. Einleitung, 3. PDA, 4. Wehentropf, 5. Kristellern. Nach der Unterrichtsstunde war ich wie erstarrt und dachte nur: »Wie konnten sie nur.« Alle Dinge, die man nicht machen sollte, um eine reißende Gebärmutter zu vermeiden, hatten sie gemacht. Meiner Meinung nach ist Kristellern eine Intervention, der andere Maßnahmen vorhergehen sollten, wie eine aufrechte Gebärhaltung. Mit solchen natürlichen Dingen hatte sich bei dieser Frau niemand aufgehalten. Sie wurde weiterhin in der unphysiologischen Rückenlage behalten. Ihr wurde auch nicht genügend Zeit geschenkt. Alles hatte darauf hingedeutet, dass es passieren würde. Der seltsame Schmerz im Bauch, die seltsamen Wehen, das Erbrechen. Trotzdem haben sie weiter kristellert.

Dies ist einer der Gründe, wieso ich niemals in einem Krankenhaus arbeiten werde. Ich möchte niemals von einem Arzt gezwungen werden, bei dieser Grausamkeit mitzumachen. Ich glaube, dass in einem Geburtshaus das alles nicht passiert wäre. Dort hätte man erstens nicht mit Prostaglandinen eingeleitet, man hätte versucht, die Wehen durch Bewegung und Positionswechsel anzuregen, man hätte mit der Frau gesprochen, ihr Zeit geschenkt und versucht ihr zu helfen, von ihrer Anspannung wegzukommen. Man hätte sie schon in der Schwangerschaft gekannt und frühzeitig erkannt, wenn etwas nicht in Ordnung gewesen wäre, weil man ununterbrochen, vielleicht sogar zu zweit bei ihr gewesen wäre. In Krankenhäusern wird auch gute Geburtshilfe gemacht. Aber eben nur manchmal. Und »manchmal« reicht nicht für den vielleicht wichtigsten Tag im Leben einer Frau.

*Name geändert

Tanja, Lehrerin für Hebammenwesen, 53 Jahre, Baden-Württemberg

Ich bin Lehrerin für Hebammenwesen an einer Hebammenschule. Hebammenschülerinnen dürfen mich zum Frühdienst einladen, wenn sie mit mir arbeiten wollen.

Im Frühjahr 2011 übernahm ich mit einer Hebammenschülerin im Frühdienst um 5.50 Uhr eine Frau unter der Geburt. Frau X war eine 25-jährige Erstgebärende in der 39. Schwangerschaftswoche. Sie kam um 1.16 Uhr von zu Hause direkt in den Kreißsaal. Frau X war sehr bewegungsmotiviert. Die vaginale Untersuchung zeigte einen guten Geburtsfortschritt. Der Muttermund war vollständig eröffnet, der Kopf als vorangehender Teil zwei Querfinger über Beckenboden, die Fruchtblase war geöffnet und das Fruchtwasser klar. Die Pfeilnaht konnte wegen einer Geburtsgeschwulst nicht getastet werden. Das CTG war unauffällig. Alles war gut.

Die Hebammenschülerin untersuchte die Gebärende gegen 7.00 Uhr. Der Muttermund war ganz geöffnet und der kindliche Kopf schon fast sichtbar. Die Pfeilnaht konnte die Hebammenschülerin wegen einer Geburtsgeschwulst wieder nicht tasten. Ich untersuchte nicht nach, da sich die Hebammenschülerin sicher war. So ganz leicht in meinem Hinterkopf dachte ich an eine hintere Hinterhauptslage, wegen des doch jetzt zögerlichen Geburtsfortschritts. Das CTG zeigte leichte, aber zu diesem Zeitpunkt und in dieser Geburtssituation normale Herztonabweichungen mit guter Erholung.

Gegen 7.15 Uhr fanden sich die Assistenzärzte und -ärztinnen zur Übergabe im Kreißsaalbereich ein. Ich berichtete den beiden Assistenzärztinnen über die Betreuung von Frau X. Nach einem Blick auf den CTG-Monitor in der Hebammenzentrale meinte die dann zuständige Assistenzärztin, die zum Dienst kam, sie müsste bei so einem CTG den Oberarzt rufen, was sie auch tat.

Ich ging wieder zurück in den Kreißsaal. Mittlerweile war der Kopf auf dem Beckenboden sichtbar – schaffte es aber nicht weiter. Er wollte einfach nicht geboren werden.

Der Partner von Frau X ging zur Toilette. Ich diskutierte noch kurz mit einer Kollegin vor der Kreißsaaltür. Dann kam von der einen Seite der

Oberarzt und von der anderen Seite der Partner. Ich stellte dem Oberarzt den Partner vor und sagte auch, dass ich heute die diensthabende Hebamme mit der Hebammenschülerin sei.

Der Oberarzt schenkte uns keinerlei Beachtung. Er betrat den Kreißsaal. Er warf einen Blick auf das CTG. Ohne sich vorzustellen, ohne mit der Frau zu reden, ohne irgendeinen Kontakt herzustellen, ordnete er der Frau an bzw. befahl ihr, sich von linker Seitenlage auf den Rücken zu legen, und untersuchte so gewaltvoll und so schmerzhaft, dass Frau X schrie. Ich war überrumpelt von seinem Vorgehen und von dem ganzen Geschehen, dass ich kurz perplex und geschockt war. Noch während der Untersuchung sagte ich: »Ich glaube, sie tun der Frau weh.« Der Oberarzt schaute mich verdutzt an und verwies mich des Kreißsaals: »Sie können gehen – ich mach das hier alleine.« Ich erwiderte: »Herr Oberarzt Dr. Y, ich bleibe. Ich bin heute die diensthabende Hebamme in diesem Kreißsaal mit der Schülerin zusammen.«

Er verlangte nach dem Vakuumgerät. Ich bemerkte: »Frau X fühlt sich in linker Seitenlage sehr wohl. Vielleicht möchte sie sich wieder so hinlegen.« Woraufhin er meinte: »Dem Kind geht es schlecht. Es muss sofort geboren werden.« Dann verwies er mich wieder des Kreißsaals. Ich gab ihm die gleiche Antwort wie zuvor. Daraufhin verlangte er nach dem leitenden Oberarzt, der von der anwesenden Assistenzärztin auch gerufen wurde und zeitnah kam. Dieser beurteilte das CTG als ein normales, unauffälliges CTG und verließ den Kreißsaal wieder, weil er keinen Anlass sah, irgendwie eingreifen zu müssen. Vor der Kreißsaaltür berichtete ich ihm ganz kurz von der Situation.

Das Kind wurde kurz darauf spontan geboren. Es war rosig und vital. Oberarzt Dr. Y verließ wutentbrannt den Kreißsaal. Die Assistenzärztin nahm noch den ph-Wert des Babys ab und versorgte Frau X nahttechnisch. Als alle gegangen waren, kehrte endlich Ruhe ein. Der Mann fragte noch, was das jetzt gewesen sei und aus welcher Kultur dieser Oberarzt käme. Ich sagte, der Oberarzt sei Ägypter.

Zwei Stunden später verlegten wir die Frau bei Wohlbefinden auf Station. Eine weitere Stunde später wurde ich vom leitenden Oberarzt zum Gespräch gebeten. Er wollte eine Darstellung meiner Sichtweise zur Situation hören. Einen Tag später kam es zum Gespräch mit dem Oberarzt und dem leitenden Oberarzt.

Zwei Tage nach der Geburt besuchte ich Frau X auf Station und besprach noch einmal die Geburt mit ihr. Auf meine Bitte hin schickte sie mir von zu Hause aus eine schriftliche Darstellung ihrer Sichtweise per E-Mail. Allerdings ging sie nicht sehr ins Detail und beschwerte sich auch nicht an anderer Stelle über das Vorgehen bzw. die Behandlung des Oberarztes. Sie fand die ganze Situation schon auch diskriminierend, war aber einfach nur froh, dass es vorbei war. Jetzt wollte sie ihren Sohn genießen und sich nicht noch mehr mit dem Geschehen auseinandersetzen.

Ungefähr vier Wochen später fand ein Gespräch mit dem Chefarzt, dem Oberarzt, dem Betriebsratsvorsitzenden und der leitenden Pflegedirektorin (die auch gleichzeitig die Akademieleitung – also meine unmittelbare Vorgesetzte – ist) statt. Der gewaltvolle Umgang mit der Frau unter der Geburt war überhaupt kein Thema mehr. Es ging um meine Widerworte dem Oberarzt gegenüber.

Der Chefarzt verlangte meine fristlose Kündigung oder zumindest eine Abmahnung. Dem leitenden Oberarzt wurde vom Chefarzt verboten, an der Besprechung teilzunehmen.

Nach dem Gespräch sagte der Betriebsratsvorsitzende zu mir, ich müsse mir nicht die ganze Last auf meine Schultern laden. Ich entgegnete ihm, dass ich in der gleichen Situation genauso wieder handeln würde. Ich möchte mich nicht wegdrehen, wenn mit Frauen gewalttätig umgegangen wird. Die Frau ist im Ausnahmezustand und der Partner hilflos. Und ich möchte nicht denken: »Du Arme musst das jetzt aushalten ...« Vor allem, wenn ich weiß, dass es nicht nötig ist.

Ich habe weder eine fristlose Kündigung noch eine Abmahnung erhalten. Meiner Meinung nach habe ich auch eine Vorbildfunktion den Hebammenschülerinnen gegenüber.

Lena, Hebammenschülerin, 24 Jahre, Niedersachsen

Ich schreibe diesen Bericht, weil ich mich bei dieser Geburt als Mittäterin gefühlt habe.

Es war einer dieser Tage, an denen der Kreißsaal brummt. Eine Frau bekommt bald ihr Kind. Zwei weitere Frauen haben kräftige Kontraktionen, die Geburten aus der Frühschicht haben wir gerade auf die Station verlegt, und das normale Programm läuft auch noch. Frauen kommen zur CTG-Kontrolle, die Station möchte etwas. Hier muss geputzt werden, dort dokumentiert. Ich bin mit zwei Hebammen im Dienst, und für den Kreißsaal ist die neue Assistenzärztin zuständig. Die ältere Hebamme, die ich noch nicht lange kenne, ist bei der Frau, die in nächster Zeit ihr Kind bekommen wird. Die junge Hebamme legt gerade ein CTG bei der einen Frau mit kräftigen Kontraktionen an, die vor wenigen Minuten an der Kreißsaaltür geklingelt hat.

Ich betreue eine Frau mit russischem Migrationshintergrund, Frau V. Sie bekommt ihr drittes Kind. Sie hat Schwangerschaftsdiabetes, und ihr Kind wurde vorab beim Ultraschall als »zu groß« eingestuft. Ihr Mann ist mit ihr in Kreißsaal 2. Ich soll sie vaginal untersuchen, um zu tasten, wie weit der Muttermund offen ist. Bei der letzten Untersuchung vor ca. 2 Stunden war er 3 Zentimeter geöffnet. Jetzt hat er schon 7 Zentimeter, und auch der Gebärmutterhals ist nicht mehr zu tasten, das ist ein guter Befund. Ich mache den Kreißsaal schon mal fertig für die Geburt. Da Frau V. stehen möchte, lege ich ein kabelloses CTG an. Sie veratmet die Kontraktionen gut und isst und trinkt noch ein wenig. Ihre Kontraktionen kommen alle fünf Minuten, und der Puls vom Kind ist normal. Nach ungefähr einer halben Stunde verspürt Frau V. einen starken Druck. Da die Frau im ersten Kreißsaal gerade angefangen hat zu pressen und ich die junge Kollegin nicht finden kann, bitte ich noch einmal vaginal untersuchen zu dürfen, um zu wissen, ob ich jemanden zur Geburt rufen muss. Der Muttermund ist 8 Zentimeter geöffnet und sehr weich. Das bedeutet für eine Drittgebärende, dass es jetzt bald »losgehen« könnte.

Die Kontraktionen sind im Liegen sehr unangenehm, daher möchte Frau V. weiter umhergehen. Ich informiere die Ärztin vom Dienst über meinen Befund und die aktuelle Situation. Sie ist in wenigen Minuten an-

wesend. Frau V. befindet sich nun im Vierfüßlerstand und veratmet die Kontraktionen laut. Das CTG ist weiterhin normal.
Die Geburt im ersten Kreißsaal ist vorbei. Die ältere Hebamme ist zu uns gekommen. Sie untersucht Frau V. noch einmal. Der Muttermund ist genauso geöffnet wie vorher auch. Die Hebamme entscheidet, dass die Fruchtblase geöffnet wird. Das Fruchtwasser ist klar – dies zeigt, dass es dem Kind gut geht. Frau V. muss jetzt liegen, sie soll einige Kontraktionen auf der rechten Seite veratmen und dann einige auf der linken.

Die Hebamme untersucht immer und immer wieder, auch während der Kontraktionen. Frau V. hat starke Schmerzen. Immer und immer wieder untersucht die Hebamme und nimmt keine Rücksicht auf die Schmerzen der Gebärenden. Frau V. beschwert sich, dass das Untersuchen während den Kontraktionen sehr schmerzhaft ist. Ich erzähle der Hebamme mehrfach, dass Frau V. mit den Kontraktionen in aufrechter Körperhaltung am besten zurechtgekommen ist, und schlage unterschiedliche aufrechte Positionen vor. Die Hebamme ist davon genervt, sie weiß wie man Geburten »richtig« betreut. Frau V. bittet, dass wir ihr helfen sollen. Die Hebamme entscheidet, es braucht einen Wehentropf. Frau V. übergibt sich.

Die Hebamme macht weiter mit vaginalen Untersuchungen und Wehentropf. Frau V. hält es kaum noch aus. Sie wird laut. Sie schreit, dass die Hebamme ihre Finger aus ihr rausnehmen soll. Ich bin schockiert. Ich verlasse den Kreißsaal und lasse Frau V. mit der Hebamme und der eingeschüchterten Assistenzärztin zurück und suche die junge Hebamme. Sie dokumentiert gerade, denn die Schwangere, die vorhin erst gekommen ist, hat ihr Kind überraschend schnell geboren. Ich versuche ihr die Situation zu schildern, dass die Hebamme Dinge tut, ohne es mit der Schwangeren abzusprechen, oder gegen ihren Willen, dass sie meiner Meinung nach unnötig in die Geburt eingreift und schadet. Ich bekomme von ihr keine Hilfe.

Ich gehe zurück in den Kreißsaal. Die Hebamme, die auch einen russischen Migrationshintergrund hat, und Frau V. sprechen russisch. Die Hebamme spricht in einem strengen, tadelnden Ton. Ich frage sie, was sie sagt, doch sie verrät es mir nicht. Frau V. gibt besonders starke Schmerzen an einer Stelle am unteren Bauch an, die eigentlich ein Warnsignal dafür sein sollten, dass die Gebärmutter von den vielen Kontraktionen durch den Wehentropf überlastet ist. Ich frage, ob ich den Wehentropf niedriger stellen darf. »Nein!« lautet die barsche Antwort der Hebamme. Ich habe mich gar nicht getraut zu fragen, ob ich ihn ausstellen darf, was man eigentlich in dieser Situation tun sollte.

Frau V. verliert die Kontrolle. Im Geburtsbericht kann man später lesen »... die Schwangere kooperiert nicht«. In den Kontraktionen zuckt sie von rechts nach links. Sie möchte, dass es jetzt aufhört, wir sollen das Kind rausschneiden. Die Hebamme untersucht wieder in den Kontraktionen. Ich kann nur vermuten, dass sie den Rest des Muttermundes über den Kopf des Kindes zurückschieben möchte, was sehr schmerzhaft ist. Frau V. versucht die Hand der Hebamme wegzuschieben und schreit. Nach der Kontraktion entschuldigt sie sich und sagt, dass sie Angst hat, dass die Hebamme jetzt mit ihr böse ist. Die Hebamme antwortet, dass sie jetzt noch nicht böse ist, aber dass sie richtig böse werden kann. Frau V. fragt, was dann passieren würde. Die Hebamme sagt, dass so was nicht bei ihr zieht. Sie untersucht trotz des Widerstandes von Frau V. einfach weiter.

Ich fühle mich, als würde ich bei einer Vergewaltigung zusehen. Ich versuche, Frau V. zum Atmen anzuleiten, und hoffe, dass es bald vorbei ist. Im CTG zeigt sich, dass das Kind mittlerweile etwas gestresst ist. Die Hebamme untersucht immer weiter und spricht nur noch russisch. Die Worte hören sich nicht ermutigend oder aufmunternd an. Die Hebamme spricht laut und tadelnd. Ihre Körpersprache ist drohend. Der Muttermund ist nun bis auf einen kleinen Saum geöffnet, trotzdem leitet die Hebamme zum Pressen an. Frau V. muss in Rückenlage pressen. Ich frage die Hebamme, wenn sie russisch spricht, was sie gesagt hat, und bekomme keine Antwort.

Nach ca. 20 Minuten kann man während der Kontraktion etwas Haare vom Baby zwischen den Schamlippen sehen. Das CTG zeigt, wie das Kind von dem langen Pressen gestresst ist. Die Hebamme zieht den Damm ruckartig über den Kopf, und so ist der Kopf doch schon nach drei weiteren Kontraktionen geboren. Er dreht sich erst nach rechts, dann zurück zur Mitte, dann dreht er sich nach links. Das Blut im Kopf staut sich. Wir warten auf die nächste Kontraktion. Die Situation ist angespannt. Keiner spricht es aus, aber alle vermuten wahrscheinlich das Gleiche: Die Schultern stecken hinter dem Knochen des Schambeins fest und können ohne weiteres nicht geboren werden. Die Hebamme versucht den Kopf zu drehen und saugt mit einem Absauger allen Schleim aus dem Mund des Kindes.

Dann versucht sie, das Kind am Kopf herauszuziehen. Ich kann nicht hinsehen. Der Anblick ist für mich zu grausam.
Die Stimmung schlägt von Angespanntheit in Hektik um. Der Mann von Frau V. hat Angst. Ich schlage vor, das McRoberts-Manöver durchzuführen, so wie man es bei einem Verhaken der Schultern macht. Die Assistenzärztin und ich führen das Manöver aus. Der Mann von Frau V. weint vor Angst. Die Hebamme zieht weiter viel zu stark am Kopf, sie ist panisch. Die Situation ist außer Kontrolle. Ich eile aus dem Kreißsaal und hole die zweite Hebamme und versuche den Oberarzt zu erreichen. Die zweite Hebamme hilft sofort im Kreißsaal. Ich bereite die Reanimationseinheit vor. Der Oberarzt ist nach mehreren Versuchen telefonisch nicht erreichbar.

In der Zwischenzeit ist das Baby geboren. Es schreit. Die Assistenzärztin untersucht es, es geht ihm gut. Sie bringt es zur Mutter. Ich ermutige Frau V., ihr Kind auf die Brust zu legen. Ich informiere die Eltern, dass die Ärztin ihr Kind untersucht hat und dass es ihm gut geht. Beide sind aufgelöst und weinen. Sie herzen ihr Kind. Die Plazenta wird ohne weitere Komplikationen geboren. Obwohl ich mehrmals rufe, kommt niemand zur Geburt der Plazenta. Die Geburt ist ohne sichtbaren Schaden vorübergegangen. Glück gehabt. Das Kind von Frau V. hat mehr als 4.000 Gramm gewogen. Die Geburtswerte wie der pH-Wert aus dem Nabelschnurblut und der Apgar sind seltsamerweise besser als bei einer normalen Geburt. Die Dokumentation dieser Geburt durch die ältere Hebamme ist kurz und bündig und ebenso nichtssagend. Sie spiegelt in keiner Weise die tatsächlichen Vorgänge wieder.

Ich habe mich lange sehr schlecht gefühlt, weil ich zu zaghaft versucht habe einzugreifen. Ich habe mir lange Vorwürfe gemacht, weil ich nicht früher den Kreißsaal verlassen habe, um Hilfe zu holen. In der Situation konnte ich Frau V. einfach nicht zurücklassen. Dass ich aufgegeben habe, als die zweite Hebamme nicht helfen wollte. Ich habe nicht richtig reagiert, als klar war, dass ein geburtshilflicher Notfall vorliegt, obwohl ich genau weiß, wie vorzugehen ist. Es wurde so gut wie alles falsch gemacht, was man falsch machen kann.

Ich habe mit Frau V. nach ihrer Geburt gesprochen und habe ihr gesagt, dass sie sehr stark war und dass diese Geburt nicht normal war. Die Hebamme verbot mir als Schülerin, den Eltern zu erklären, was passiert ist, angeblich würde die Ärztin sie aufklären. Dies erfolgte jedoch nie. Mir wurde die nächsten Tage nicht erlaubt, mit Frau V. zu sprechen. Irgendwann bin ich doch zu ihr gegangen. Die Hebamme war jedoch schon lange vor mir da gewesen, sie hat Frau V. mit dem Gefühl, versagt zu haben, zurückgelassen und ihr eingeredet, dass Frau V. selbst Schuld wäre an dem Geburtserlebnis, da sie nicht befolgt hätte, was man ihr sagte.

Ich habe versucht, mit der Hebamme über die Geburt zu sprechen, sie hat sich lange geweigert. Wir haben nur durch den Druck einer weiteren Hebamme, der ich mich geöffnet habe, über die Geburt gesprochen. Dieses Gespräch war beleidigend und brachte keine befriedigende Lösung. Sie begründete ihr Verhalten teilweise mit der »russischen Mentalität« und sagte mir, dass sie während der Geburt nur russisch gesprochen hat, damit ich nicht verstehe, was sie Gemeines sagt.

Ich habe mir für die Zukunft die Freiheit genommen, Geburten, die ich mit ihr betreue, verlassen zu dürfen. Bis zum Ende meiner Ausbildung musste ich dies nie tun. Ich habe mir geschworen, wenn ich noch mal in eine ähnliche Situation komme, mich nicht entmutigen zu lassen.

Beate, Hebammenstudentin, 21 Jahre, Nordrhein-Westfalen

Sie weinte und schrie ...
Ich befand mich damals im 4. Fachsemester als Hebammenstudentin und absolvierte gerade meinen außerklinischen Praxiseinsatz bei einer Hebamme, die Hausgeburten betreut.

In meinem Bericht geht es um Frau L., die ihr zweites Kind erwartete und dieses zu Hause zur Welt bringen wollte. Ungefähr 14 Tage vor dem errechneten möglichen Geburtstermin waren meine betreuende Hebamme und ich zu einer Vorsorge bei Frau L. Wir stellten bei den Untersuchungen fest, dass Frau L. einen hohen Blutdruck, Eiweiß im Urin und Wassereinlagerungen hatte, und kamen zu der Diagnose: Präeklampsie. Präeklampsie ist eine Vorstufe der Eklampsie (auch Schwangerschaftskrampf genannt) und bezeichnet eine hypertensive (mit Bluthochdruck einhergehende) Erkrankung in der Schwangerschaft, die sowohl für die Schwangere als auch für das ungeborene Kind eine Gefahr darstellen kann. Die Ursachen einer Präeklampsie sind weitgehend ungeklärt, bekannt ist jedoch, dass durch diese Erkrankung die Funktion eines jeden Organs der Schwangeren gestört werden kann und somit das Risiko einer Unterversorgung des Organsystems der Mutter, aber auch des Ungeborenen besteht.

Dies war ein Grund für uns, mit der Einleitung der Geburt zu beginnen. Um sicherzugehen, dass Mutter und Kind (und natürlich auch der Kindsvater) rundum sicher überwacht werden, haben wir gemeinsam mit Frau L. beschlossen, dass es besser ist, wenn die Geburt in einer Klinik stattfindet. Wir haben Frau L. dann mit ihrem Lebensgefährten in die Klinik verlegt und dort auch noch weiter betreut. Frau L. bekam einen Wehentropf, damit die Geburt eingeleitet wird. Es wurde durchgehend ein CTG geschrieben, um das Wohlbefinden des Kindes zu beurteilen. Dem Kind ging es die ganze Zeit gut, und auch Frau L. konnte die Wehen sehr gut aushalten – brauchte also vorerst keine Schmerzmittel.

Die Hebamme untersuchte die Frau dann in regelmäßigen Abständen vaginal, um den Geburtsfortschritt überprüfen zu können. Auch dies war für Frau L. keine Belastung, solange keine fremden und vor allem männlichen Personen (bis auf ihren Mann) anwesend waren. Obwohl Frau L. unter der Geburt ständig in Bewegung war (wechselnde Seitenlagerung,

Vierfüßlerstand, Spazierengehen, kreisende Beckenbewegungen auf einem Gymnastikball usw.) ging der Muttermund nicht in gewünschtem Tempo auf. Daher wurde gemeinsam mit Frau L. entschieden, dass eine PDA eine gute Möglichkeit für Frau L. wäre, um zu entspannen. Ich habe die Begründung dieser Entscheidung nicht ganz verstanden, weil meiner Auffassung nach die Frau längst maximal entspannt war, und fragte daraufhin nach, welche Konsequenz eine PDA zu dem Zeitpunkt der Geburt haben kann.

Ich bekam die Antwort, dass eine PDA sowohl die Frau als auch den Muttermund maximal entspannen kann und der Muttermund so leichter aufgehen kann. Mit dieser Antwort waren sowohl ich als auch die Gebärende zufrieden, und kurze Zeit später lag Frau L. in Rückenlage im Bett, damit sich das Medikament gleichmäßig verteilen konnte. Für Frau L. war dies zusehends keine gute Position, um ihr Kind zur Welt zu bringen – sie wollte sich bewegen. Laut Aussage des Arztes war dies viel zu gefährlich, »weil man bei einer PDA seine Beine in der Regel nicht mehr unter Kontrolle hat«.

Das wirklich Wunderbare an einer Geburt mit einer außerklinischen Hebamme ist, dass der »klinische Normalfall« meist keine Option ist, sodass Ausnahmen die Regel bestätigen. In diesem Fall entschied die Hebamme daher anders als der Arzt und ermöglichte Frau L., sich zumindest an den Rand des Bettes zu stellen und sich so frei, wie es unter den Umständen möglich war, zu bewegen. Damit war Frau L. wieder sehr zufrieden und konnte die Geburt entspannter fortführen. Meiner Beurteilung nach war die PDA in diesem Fall eine gute Option, weil der Muttermund nun rasant schnell aufging, sodass es nach nur wenigen Stunden zur Geburt des Kindes kam. Allerdings kann ich nicht beurteilen, ob es nicht auch ohne PDA und etwas mehr Geduld (die Frau L. auf jeden Fall hatte) genauso gut gegangen wäre – dazu fehlt mir die Erfahrung, und ich habe zu der Hebamme großes Vertrauen, dass sie stets das Bestmögliche für die Gebärenden tut.

Als das Kind dann ca. eine halbe Stunde alt war, wurde noch die Plazenta geboren, womit die Geburt an sich abgeschlossen war. Frau L. war überglücklich, und auch ihr Mann konnte noch gar nicht fassen, dass ihr zweiter Sohn nun auf der Welt war. In der Zwischenzeit fiel auf, dass Frau L. verstärkt blutete. Nachdem der Arzt Frau L. dann auf mögliche Geburtsverletzungen hin untersucht hatte, stellte er fest, dass die Blutung nur aus der Gebärmutter selbst kommen konnte, und verband dies damit, dass die Plazenta nicht vollständig geboren wurde, obwohl bei der Plazenta-Inspektion keine Anzeichen auf Unvollständigkeit vorlagen.

Daraufhin wurde von dem Arzt und der Hebamme entschieden, dass eine Nachtastung mit dem Ziel, die eventuell zurückgebliebenen Plazentareste aus der Gebärmutter zu entfernen, die beste Option in dieser Situation sei. Es wurde keine Rücksicht darauf genommen, ob Frau L. mit diesem Vorgehen einverstanden war, bzw. es wurde Frau L. eine solche Erklärung geboten, dass sie gar nicht ablehnen konnte, weil es bei einer unnatürlich starken Blutung immer um das Leben der Patientin geht. Der Arzt entschied dann, dass die Nachtastung direkt im Kreißsaal stattfinden sollte, da Frau L. ja eine PDA hatte und sie daher nicht sonderlich viel von der Prozedur merken würde.

An dieser Stelle ist es von großer Bedeutung, zu wissen, dass Frau L. einige Jahre vor der Geburt ihres ersten Kindes vergewaltigt worden war und sie daran noch schwer zu arbeiten hatte. Sie war zwar in psychischer Behandlung, jedoch fiel es ihr schwer, darüber zu reden, und sie konnte auch selbst noch nicht gut damit umgehen. Diese Vorgeschichte kannte der Arzt vor seiner Entscheidung, die Nachtastung in PDA zu machen, nicht, jedoch wurde er durch die Hebamme darüber unterrichtet, bevor er mit der Nachtastung begann. Er führte die Nachtastung dennoch einfach durch, ohne auf die Bedürfnisse von Frau L. einzugehen. Frau L. weinte und schrie den Arzt an, dass er aufhören solle. Sie hielt sich den Unterbauch mit den eigenen Händen fest, um das Gefühl des Kontrollverlustes so gut es ging zu kompensieren. Daraufhin schob der Arzt die Hände der Frau immer wieder beiseite und forderte sie barsch dazu auf, die Hände gefälligst beiseitezulassen, damit der sterile Bereich unterhalb des Bauches nicht unsteril gemacht werde. Dies war eine unmögliche Aufgabe für Frau L., und sie musste sich immer wieder auf den Bauch fassen, um die Situation besser ertragen zu können.

Nach nur wenigen Minuten verlor der Arzt die Beherrschung und schrie Frau L. an, dass sie nun endlich stillhalten soll, wenn sie nicht verbluten möchte. Wenn sie nun nicht endlich das tun würde, was der Arzt ihr sagt, dann würde er die Behandlung einstellen, und sie würde unweigerlich zu viel Blut verlieren und möglicherweise sterben. Dies hat die Frau sehr verunsicher, sodass sie nur noch leise in sich hineinweinte und eine Hand der Hebamme gab und die andere Hand mir, damit sie sich nicht mehr an den Bauch fassen konnte.

Das neugeborene Kind gab sie an ihren Mann ab. Sie hatte nun keine Kontrolle mehr über ihren eigenen Körper und musste alles über sich ergehen lassen. In dieser Situation fand ich es sehr gut, dass die Hebamme (die eine Weiterbildung zur Traumatherapeutin hat) mit Worten gut auf Frau L. eingehen konnte, um sie ein wenig abzulenken.

Ich fühlte mich in dieser Situation sehr schlecht, weil ich einfach gar nichts machen konnte, um der Frau zu helfen. Gleichzeitig hat es mich belastet, dass ich der Frau durch das Festhalten der Hand ihre Kontrolle genommen habe. Ich glaube, dass die Situation viel besser verlaufen wäre, wenn die Nachtastung in einem OP in Vollnarkose gemacht worden wäre. Zwar ist eine Narkose immer eine Belastung für den Körper, jedoch denke ich, dass die psychische Belastung von Frau L. ein guter Grund für eine solche Entscheidung gewesen wäre. Denn noch Wochen nach der Geburt war Frau L. mit ihrer Psyche beschäftigt, und die Genesung hat viel Kraft in Anspruch genommen, die sie viel besser dafür hätte gebrauchen können, mit ihrer neuen Lebenssituation zurechtzukommen und sich um ihre Familie zu kümmern.

VI. Erfahrungsbericht eines Vaters

Simon, Werkzeugmechaniker, 24 Jahre, Thüringen

Hiermit möchte ich Ihnen über die Schwangerschaft, die Geburt, deren Konsequenzen und über die Nachsorge berichten. Mein Sohn ist nun bereits zehn Monate alt und sehr fit. Nur wir, die Eltern, tragen seit dem Tag seiner Geburt noch immer die schlechten Erinnerungen und Enttäuschungen mit uns herum und können diese nur sehr schwer verarbeiten.

Die Schwangerschaft war bereits ein sehr heikles Thema. Meiner Frau ging es durchweg sehr schlecht, sie hat bis zur 20. Woche nur gebrochen und musste so einige Nahrungsergänzungen nehmen. Unser Sohn hatte sie regelrecht ausgesaugt, denn ihm ging es gut. Als wir dann in der ca. 20. Woche beim Arzt waren, erklärte dieser uns, dass eine Vene, die für die Blutversorgung unseres Sohnes zuständig war, nur sehr schwach durchblutet wurde, somit wurde meine Frau auf Blutverdünner eingestellt. Unsere Schwangerschaft galt ab diesem Moment als »Risikoschwangerschaft«, und wir machten uns natürlich Tag für Tag Sorgen. Zum Ende der Schwangerschaft wurde es alles etwas ruhiger, die Aufregung stieg immer mehr, wir machten den ersten Schritt und meldeten uns im Krankenhaus zur Geburtsvorbereitung an und sahen uns vorher schon einmal die Räumlichkeiten an. Die Geburtsvorbereitung war im Endeffekt nur ein »Hallo, wie geht es Ihnen?«, »Gut?«, »O.k., kommen sie dann, wenn es so weit ist, danke«. Ab dem Moment hatten wir ein seltsames Gefühl, das sich später bestätigen sollte.

Am Tag der Geburt bekam meine Frau früh Wehen. Wir sind gleich losgefahren. Das Krankenhaus ist immerhin 25 Kilometer entfernt. Dort angekommen, wurden wir aufgenommen und von einer sehr jungen Ärztin mitgenommen. Diese hat sich noch einmal alles angeschaut und unser Kind per Ultraschall vermessen und geschaut, wie weit denn der Muttermund auf war. Sie meinte, dass unser Sohn ca. 3.000 Gramm schwer sei und ca. 47 Zentimeter groß. Das war uns sehr suspekt, denn zwei Wochen vor der

Geburt wurde unser Sohn von der Frauenärztin auf 4.000 Gramm und 52 Zentimeter geschätzt. Als wir ihr das angegeben haben, hat sie nichts weiter dazu gesagt. Nach kurzer Diskussion kam eine andere Ärztin herein, schaute auf den Bauch und sagte, das seien niemals 3.000 Gramm. Das seien mindestens 4.000 Gramm. Da waren wir uns natürlich nicht sicher, ob wir in guten Händen waren. Meine Frau und ich hatten dadurch kein gutes Gefühl. Schlussendlich wurde uns nach der Diskussion gesagt, wir sollten bleiben, der Muttermund sei aber noch nicht merkbar offen. Da meine Frau ein sehr schlechtes Gefühl hatte, haben wir uns entlassen lassen und sind noch einmal nach Hause gefahren. Das hat der Ärztin – deutlich sichtbar – nicht gefallen.

Als wir zu Hause waren, wussten wir nicht, was wir tun sollten, da wir uns überhaupt nicht wohl fühlten und nicht geborgen und das in einer Situation, in der man blind jemandem vertrauen und sich auf diese Person verlassen muss.

Gegen 17.00 Uhr bekam meine Frau wieder Wehen. Als wir am Krankenhaus ankamen, waren sie wieder weg. Also gingen wir ein Stück und wollten noch einmal durchatmen, bevor es losgeht. Dabei fanden wir ein vierblättriges Kleeblatt. Da haben wir Mut gefasst und sind auf die Station gegangen in der Hoffnung, dass alles gut wird. Dort angekommen, kam eine Hebamme zu uns, die uns sehr direkt zeigte, dass sie es nicht gut fand, dass wir früh gegangen sind und dass sie das nicht versteht. Sie hat damit anfangs gar nicht aufgehört. Auf einmal änderte sich ihr Ton. Sie war auf einen Schlag sehr verständnisvoll und hat mir und meiner Frau den Halt gegeben, den wir benötigt haben. Sie brachte uns auf unser Zimmer. Die Wehen wurden gefühlt minütlich schlimmer.

Gegen 18.00 Uhr brachte sie uns auch schon in den Kreißsaal und bot meiner Frau verschiedene Positionen an. Bis hier hin war ich sehr zufrieden mit der Hebamme. Sie war sehr nett und hat wirklich gute Arbeit gemacht. Sie hat meiner Frau in dieser Ausnahmesituation wirklich ganz viel Durchhaltevermögen geschenkt.

Die Geburt schritt voran. Die Minuten vergingen wie Sekunden, und alles ging so schnell. Meine Frau war bereits am Ende Ihrer Kräfte. Eine PDA wollte sie nicht, da sie immer sehr schlecht auf Medikamente anspricht. Sie wollte nichts riskieren. Es war mittlerweile kurz nach 21.00 Uhr. Da sagte die Hebamme zu uns, dass Ihre Schicht jetzt zu Ende sei und eine andere sehr nette Hebamme kommen werde. Wir haben uns komplett auf diesen Menschen eingelassen. Dass sie in dieser Situation gehen musste, war für uns das Schlimmste, was passieren konnte – auch wenn wir wussten, dass es eben nur ihre Arbeit ist. Man baut eben eine enge Bindung zu dieser Person auf, und das in sehr kurzer Zeit. Als sie ging, kam eine andere Hebamme. Diese stellte sich nicht vor und fragte, warum meine Frau denn so schreie, und sagte, dass es doch nur halb so wild sei. Zudem haben wir erfahren, dass diese neue Hebamme nur Ersatzhebamme in der Nachtschicht war und Sie eigentlich Urlaub hatte, aber kurzerhand noch eingesetzt werden musste. Dies merkte man auch deutlich an ihrer Einstellung. Wir verloren das ganze Vertrauen in die Situation, ich fühlte mich auf einen Schlag verloren und allein. Meine Frau wusste in diesem Moment überhaupt nicht, was da passiert ist.

Ab diesem Moment begann der »Alptraum«.

Nach mehreren kurzen Wortwechseln sprach die Hebamme kein Wort, außer, dass es nur halb so wild sei und doch nicht so weh tun könne. Als meine Frau dann vor Schmerz immer schlechter atmete, bekam sie zwei Spritzen. Wir wissen bis heute nicht, was ihr gespritzt wurde. Ich habe die Hebamme gefragt, aber es kam keine Antwort. Später sagte Sie, dass es etwas gegen die Schmerzen gewesen sei. Meine Frau wurde immer schwächer und schwächer. Die Hebamme verlangte von ihr einen ständigen »Stellungswechsel«. Im Befehlston sagte sie immer »Knien sie sich ins Bett«, »Legen sie sich auf die Seite«, »Legen sie sich auf den Rücken«. Die Hebamme war meiner Meinung nach selbst überfordert mit der Situation und wusste überhaupt nicht, was sie da machte. Sie schaute ständig mit den Fingern, wie weit der Muttermund auf war, und tat dabei meiner Frau sehr stark weh. Auf einmal begann sie mit den Fingern den Muttermund zu »weiten«, ohne uns aber zu sagen, was sie da überhaupt tat. Sie machte es einfach. Plötzlich wurden die Herztöne unseres Sohnes schlecht, und meine Frau begann eher schnappend zu atmen. In diesem Moment dachte ich, dass die Hebamme irgendwas Falsches gespritzt hat. Ich habe es in diesem Moment vor meinem geistigen Auge gesehen. Ich habe gesehen, wie meine Frau mit unserem ungeborenen Sohn auf diesem Bett von uns geht. Mir wurde schlecht und schwindlig, und die Hebamme unternahm nichts, um meiner Frau zu helfen. Kein aufbauendes Wort. Sie sagte einfach nichts und ließ alles nur geschehen.

Schließlich forderte Sie mich auf, meiner Frau das Beatmungsgerät anzuschließen, da ich auf der Seite des Bettes stand, wo der Anschluss dafür war. Ich wusste nur nicht, wie und wo überhaupt, und sie sagte nur: »Los schnell, schnell die Töne werden schlechter.« Ich war völlig hilflos und habe irgendwo rumgedreht. Zum Glück war alles soweit richtig, und meine Frau wurde mit zwei kleinen Schläuchen beatmet. Die Hebamme holte nun eine Ärztin, da Sie anscheinend selbst nicht wusste, wie sie weitermachen sollte. Die Ärztin kam rein und machte direkt ein sehr besorgtes Gesicht. Meine Frau sah sehr schlecht aus und hatte auch stark geblutet. Der Muttermund war nun fast weit genug offen, die Hebamme ging zu meiner Frau und schaute noch einmal mit der Hand nach und zerquetschte dann ihre Fruchtblase ohne Vorwarnung. »Die Herztöne werden immer schlechter, das Kind muss raus«, sagte sie. Meine Frau bekam schließlich Presswehen. Sie presste genau ein Mal für vielleicht zehn Sekunden. Da meinte die Hebamme, dass das keinen Sinn hätte, und rief eine Stationsschwester. Die Stationsschwester war recht stämmig. Sie sagten uns, dass sie das Kind jetzt holen müssten. Sie holten sich ein Handtuch und wickelten es um den Bauch meiner Frau. Die Schwester wickelte ihren Arm in das Handtuch ein und sagte, dass sie bei der nächsten Presswehe helfen werde. Die Wehe kam. Als meine Frau pressen wollte, schnaufte die Schwester auf und drückte ihr komplettes Gewicht auf den Babybauch und drückte unseren Sohn nach unten, nach drei Presswehen sagte Sie, dass der Kopf schon rausschaue. Bei der vierten Wehe wurde unser Sohn »geboren« bzw. er wurde herausgerissen. Er schrie nicht, er bewegte sich nicht. Die Hebamme nahm das Kind, und ich durfte die Nabelschnur durchtrennen. Auf meine Bemerkung hin, dass unser Sohn nicht schreie und sich nicht bewege, sagten sie einfach nur, das sei normal. Nachdem die Nabelschnur durchtrennt war, legten Sie unseren Sohn auf die Brust meiner Frau für ungefähr eine Minute. Dann wurde er direkt wieder von ihr weggerissen, gebadet, gewogen und gemessen. Sie haben ihn eingepackt und mir gegeben. Meine Frau durfte sich nicht bewegen. Die Atemschläuche wurden entfernt. Ich habe mich neben Sie gesetzt, und wir haben ganz stolz unseren Sohn angeschaut. Die Ärztin meinte, wenn innerhalb der nächsten 30 Minuten die Nachgeburt nicht rauskomme, müssten sie noch eine OP vorbereiten und die Nachgeburt herausholen. Nachdem die halbe Stunde vergangen war, war die Nachgeburt nicht von allein gekommen, also musste meine Frau in den OP mit Vollnarkose.

Sie nahmen sie schlagartig mit. Wir konnten uns kaum verabschieden. Ich sollte mich auf einen Stuhl setzen und noch kurz warten. Also setzte ich mich mit unserem Sohn in die Ecke des Kreißsaals auf einen Stuhl. Meine Frau wurde mit ihrem Bett rausgefahren. Unter dem Bett war noch überall Blut, und ich saß nun allein in diesem Raum mit unserem wundervollen Sohn. Das Problem war nur: Ich war komplett allein für 10, 15, 20 Minuten. Auf einmal ging das Licht im Raum aus, und die Tür schloss. Ich wollte nicht rufen, da mein Sohn schlief. Also saß ich in einem komplett dunklen Raum mit meinem Sohn, den ich kaum sah, umgeben von Blut. Ich wusste überhaupt nicht, was ich tun sollte. Ich hatte Angst aufzustehen und vielleicht sogar noch zu stürzen. Mir ging in diesem Moment alles durch den Kopf. Was ist, wenn er auf einmal nicht mehr atmet? Was ist, wenn meine Frau nicht wiederkommt? Wie geht es ihr überhaupt? Hat sie alles gut überstanden? Es konnte mir aber keiner antworten. Plötzlich ging die Tür auf. Die Reinigungsfrau kam rein und war total entsetzt, dass ich in diesem Raum saß. Sie fragte, ob alles o.k. sei und ob Sie mir irgendwie helfen könne. Die erste Person seit langem, die sich überhaupt für mich interessiert hat und nach meinem Zustand gefragt hat. Ich ging mit meinem Sohn auf dem Arm aus dem Zimmer, als die Hebamme über den Gang lief und mich fragte, warum ich noch immer in dem Raum sei. Ich habe aber bemerkt, dass sie mich einfach vergessen hat. Man hat ihr regelrecht angesehen, wie peinlich ihr das war. Sie brachte mich auf das Zimmer, wo meine Frau dann auch hingebracht werden sollte. Nach langem Warten wurde mir gesagt, dass alles gut gelaufen sei und dass es ihr gut gehe. Nach der OP war meine Frau noch kaputter als vorher und wollte nur noch schlafen. Wir hatten uns eigentlich ein Elternzimmer geben lassen wollen. Dieses gab es aber angeblich auf einmal nicht mehr. Also musste ich nach Hause fahren. Die Hebamme nahm unseren Sohn mit, und meine Frau konnte endlich schlafen und wieder Kraft sammeln. Die Folgetage im Krankenhaus waren ebenfalls eher enttäuschend. Es war nur eine Stillschwester für zwölf neugeborene Kinder da. Unser Sohn wurde neben das Bett meiner Frau gestellt. Sie konnte ihn sich aber nicht nehmen, da sie nicht aufstehen konnte. Die andere Frau in dem Zimmer gab ihr dann unseren Sohn, da keine Schwester Zeit bzw. Interesse hatte, ihr zu helfen. Die drei Tage haben wir dann irgendwie geschafft. Uns wurde nichts gezeigt. Die Stillschwester war in drei Tagen einmal ganz kurz bei uns und hat gezeigt, wie man stillt. Das war aber in fünf Minuten erklärt. Zeit für Fragen gab es nicht. Die Krankenschwestern waren zwar nett, aber keine hatte Zeit. Es ist viel zu wenig Personal da, um die ganzen Frauen und Kinder zu betreuen.

Die Folgen der Geburt waren für Außenstehende direkt ersichtlich – für meine Frau und mich anfangs nicht wirklich. Unser Sohn hat durch die Geburt eine komplett schiefe Kopfhaltung gehabt, da sie ihn rausgedrückt haben. Meine Frau hatte über den ganzen Bauch Hämatome von dem Handtuch und der drückenden Schwester. Anfangs hat unser Sohn auch nur von einer Seite trinken können durch den schiefen Kopf. Die folgenden zwölf Wochen wurden dann mehr oder weniger sehr schwer für uns. Unser Sohn hatte egal wann und wie immer Schmerzen. Er hat immer geschrien, und wir wussten nicht warum. Kein Arzt konnte wirklich was sagen, außer, dass der Kopf schief sei. Ein Arzt nahm uns und unsere Sorgen dann auch mal wahr. Er diagnostizierte das KISS-Syndrom. Daraufhin gingen wir zur Osteopathin. Dort konnte uns endlich geholfen werden. Aber auch jetzt ist der Kopf noch leicht geneigt. Bei Wachstumsschüben wird das laut Osteopathin immer wieder passieren. Das sei jetzt nun mal sein »Merkmal«.

Gesprochen haben wir mit der Nachsorgehebamme, die wir uns im Vorfeld bereits organisiert hatten. Mit Ihr hatten wir sehr intensive Gespräche über die Geburt. Richtig verarbeitet haben wir diese aber bis heute noch nicht. Meiner Frau geht es noch schlimmer.

Wir fragen uns immer, wie es wohl gewesen wäre, wenn wir die ersten paar Minuten oder Stunden wirklich als Familie verbracht hätten. Wir haben das Gefühl, wir haben den ersten Schritt im Leben unseres Sohnes verpasst, und das wir das nicht mehr nachholen können, egal was wir tun. Dieser Moment wurde uns einfach genommen – ohne uns zu fragen und ohne auch nur ein bisschen Mitgefühl.

Was ich der Hebamme heute sagen würde, kann ich nicht wirklich sagen, da dies alles in einer sehr extremen Situation geschehen ist. Ich kann nur so viel sagen: Ich habe kein Bedürfnis, sie noch einmal wiederzusehen.

Ich erhoffe mir von diesem Buch, dass endlich etwas dagegen unternommen wird und es vielleicht dem einen oder anderen die Augen öffnet. In der Situation der Geburt ist man ganz allein in einer komplett ungewohnten Umgebung und hat eigentlich keine Ahnung, was da gerade passiert. In diesem Moment braucht man jemanden, der einem Kraft gibt und einen nicht fertigmacht oder noch Schlimmeres.

VII. Die Folgen

Die Auswirkungen der Gewalterfahrungen unter der Geburt sind vielfältig. Zunächst kann unterschieden werden zwischen den Folgen, die das Erlebte für die jeweiligen anwesenden Personen hat:
- die Mütter
- die Kinder
- die Väter
- das geburtshilfliche Personal

Langfristig wirken die Gewalterlebnisse jedoch auch in die gesamte Gesellschaft hinein. Zudem gibt es Wechselwirkungen, die interpersonelle Probleme nach sich ziehen, beispielsweise die Paarbeziehung betreffend oder auch bezogen auf die Mutter/Vater-Kind-Bindung. Darüber hinaus ist eine Unterscheidung zwischen körperlichen und psychischen Auswirkungen sinnvoll – auch wenn es hier selbstverständlich Wechselwirkungen und Überschneidungen gibt.

Die emotionalen und psychischen Reaktionen der Gebärenden reichen von kurzfristiger Trauer und Wut bis hin zu schweren psychischen Erkrankungen und der Entscheidung, aufgrund der Gewalterfahrung kein weiteres Kind mehr gebären zu wollen. Häufig werden die Mütter durch die Gewalt, die ihnen angetan wurde, traumatisiert.

Zu erleben, dass die Personen, denen sie vertrauen, eine Situation, in der sie wenig handlungsfähig und vor allem kaum wehrhaft sein können, ausnutzen, um ihre eigenen Interessen durchzusetzen, führt unweigerlich zu kurzfristigen und oft auch langfristigen psychischen Beeinträchtigungen.

»Wenn eine Gebärende erleben muss, dass mit ihr oder an ihrem Körper etwas gemacht wird, mit dem sie nicht einverstanden ist, erlebt sie den Verlust des Rechts an ihrem eigenen Körper. Die an ihr ausgeführten Handlungen werden zur Grenzverletzung – was sie auf der faktischen Ebene ja auch sind.«[73]

Die Mütter empfinden meist Wut darüber, dass ihnen die Möglichkeit genommen wurde, eine selbstbestimmte Geburt zu erleben – eine Erfahrung, die tragischerweise nicht nur nicht rückgängig gemacht werden kann, sondern auch nicht mehr nachgeholt werden kann – zumindest nicht bezogen auf diese Geburt mit diesem Kind. In den ersten Wochen zeigen sich zudem oft Störungen im Wochenbett. Die Mütter werden bei jedem Gedanken an die zurückliegende Geburt traurig und müssen häufig auch noch nach Wochen weinen, wenn sie über die Geburt sprechen oder auch nur daran denken. Die Hebamme Tara Franke berichtet außerdem von Müttern mit anhaltenden Problemen beim Stillen, einem gestörten Bonding und Wochenbettdepressionen.[74]

Weitere psychische Nachwirkungen der erlebten Gewalt sind bei den Müttern:[75]
- anhaltende Selbstzweifel und Versagensängste
- Angstzustände
- Schlafstörungen und Alpträume
- Konzentrationsstörungen
- Posttraumatische Belastungsstörungen
- Ein anhaltender »Baby-Blues«
- Wochenbettdepressionen
- Depressionen
- Rückzug und Isolation
- Bindungsstörungen
- Unerklärliche Schmerzen beim Stillen und im Unterleib

---

[73] Simone Kirchner: Was in unserer Macht steht, in: Deutsche Hebammenzeitschrift 10/2006, S. 18.
[74] Vgl. Tara Regine Franke: »Das Schöne wurde mir genommen« – wie Gewalterfahrungen unter der Geburt sich auf Bonding und Stillen auswirken, Kongressband 6. Dt. Still- und Laktationskongress in Göppingen November 2007, S. 3.
[75] Ebd., S. 9 f.

VII. Die Folgen

- Abschluss der Familienplanung oder Wunschsectio bei erneuter Schwangerschaft[76]

Die postpartalen Depressionen (Depressionen, die nach einer Entbindung bei Müttern auftreten können) treten auch bei Müttern auf, die keine Gewalt unter der Geburt erfahren haben. Doch das Risiko, an einer PPD zu erkranken, ist bei Frauen deutlich erhöht, mit denen im Kreißsaal gewaltsam umgegangen wurde. Ein WHO-Bericht zu dem Thema »Postpartale Depression« kommt sogar zu dem Schluss, dass nicht etwa die tatsächlichen Komplikationen mit einem erhöhten Risiko einhergehen, sondern dass das subjektive Erleben von Schwangerschaft und Geburt letztlich für das Entstehen einer PPD bedeutsam ist.

Das bedeutet, dass beispielsweise ein Kaiserschnitt, der tatsächlich medizinisch indiziert ist und über den die Gebärende ausführlich aufgeklärt wurde und mit dem sie einverstanden ist, eher keine postpartale Depression auslöst. Ein unnötiger Kaiserschnitt, der einen Übergriff darstellt und bei dem das Recht auf Selbstbestimmung der Frau, das Recht auf Aufklärung und das Recht auf körperliche Unversehrtheit missachtet werden, wird jedoch mit einer höheren Wahrscheinlichkeit zu einer PPD führen.[77]

Und so zeigt auch eine weitere Studie, was genau die Auslöser während der Geburt für eine postpartale Depression sein können: ein Mangel an Zuwendung, Gefühle der Hilflosigkeit und Ohnmacht sowie Unzufriedenheit mit der Geburtsleitung.[78] Bei einer Umfrage stellte sich zudem heraus, dass Frauen, die in einem Geburtshaus gebären, deutlich seltener an einer PPD erkranken als Frauen, die ihre Kinder in einer Klinik auf die Welt bringen.[79] Dies verwundert nicht, da generell damit zu rechnen ist, dass Gebärende in einer Klinik deutlich häufiger unnötige Interventionen über sich ergehen lassen müssen, weniger Zuwendung bekommen und sich insgesamt weniger selbstbestimmt und hilfloser fühlen als in einem Geburtshaus.

---

[76] Paula Diederichs: Ist es egal, wann und wie wir geboren werden? Über die emotionalen Auswirkungen der modernen Geburtspraktiken, Artikel im Rahmen des Fachtages zum Thema Kaiserschnitt, Berlin 2006, S. 5.
[77] Vgl. Elisabeth Geisel: Tränen nach der Geburt. Wie depressive Stimmungen bewältigt werden können, München 1997, S. 49 und S. 53.
[78] Vgl. ebd., S. 50.
[79] Vgl. ebd., S. 227.

Neben den oben aufgeführten psychischen Erkrankungen beschreibt die Diplom-Psychologin und Traumatherapeutin Tanja Sahib außerdem Wiederholungsphänomene, sogenannte Intrusionen, als Folgen traumatischer Geburten. Dazu zählen zwanghafte und unkontrollierbare stetig wiederkehrende Gedanken und plötzliche Erinnerungen an das Geschehene. Zudem sind Flashbacks möglich, also kurze Erinnerungsblitze, die meist in Form von inneren Bildern oder anderen Sinneswahrnehmungen wie Geräuschen oder Gerüchen auftreten. Aber auch immer wieder vorkommende Alpträume zählen zu den Wiederholungsphänomenen.[80]

Doch nicht nur die Mütter sind von den psychischen Folgen der Gewalt betroffen. Bei den Kindern treten folgende Nachwirkungen psychischer Art auf:[81]

- Schreckhaftigkeit
- Unstillbares Weinen bzw. »Schreibaby«
- Stressbedingte Koliken
- Stillprobleme
- Gedeihstörungen
- ein extremes Bedürfnis nach Nähe
- Bindungsstörungen.

Dass die Umstände, unter denen Menschen geboren werden, eben nicht egal sind, sondern auch auf das spätere Leben der Kinder einen bedeutenden Einfluss haben können, zeigt die Untersuchung des amerikanischen Psychologen Dr. Adrian Raine eindrücklich:
»Er fand dabei heraus, dass diejenigen, bei deren Geburt es Komplikationen gab (z. B. Zangengeburt) und die von ihrer Mutter früh abgelehnt wurden, sehr gefährdet waren, später gewalttätige Kriminelle zu werden. Ein wichtiger Aspekt dabei ist, dass die Ablehnung der Mutter allein nicht zu diesem Risiko führte. Diese Ergebnisse zeigen auf, dass das Geschehen rund um die Geburt nicht unerheblich für die Entwicklung des Kindes ist.«[82]

---

[80] Vgl. Tanja Sahib: Es ist vorbei – ich weiß es nur noch nicht. Bewältigung traumatischer Geburtserfahrungen, 2013, S. 46.
[81] Vgl. [wie Anm. 74], S. 10.
[82] Elisabeth Geisel: Tränen nach der Geburt. Wie depressive Stimmungen bewältigt werden können, München 1997, S. 55.

VII. Die Folgen

Die Auswirkungen von Komplikationen und Interventionen rund um die Geburt auf die Psyche der Kinder sind also nicht zu unterschätzen. Natürlich können diese Komplikationen manchmal nicht vermieden werden. Doch es zeichnet insbesondere Geburten, bei denen Gewalt auf Mutter (und Kind) ausgeübt wurde, aus, dass es zu deutlich mehr Eingriffen und Komplikationen kommt, als nötig wäre. Die Ergebnisse der Untersuchung von Dr. Raine zeigen noch mal auf, wie wichtig es ist, dass Routineeingriffe vermieden werden und dass für jede Intervention auch eine medizinische Indikation vorliegen muss.

Die körperlichen Symptome nach Gewalteinwirkungen unter der Geburt sind so vielfältig wie die Gewaltformen selbst. Dabei muss unterschieden werden zwischen den körperlichen Folgen für die Mütter und denen für die Neugeborenen.

Bei den Müttern können folgende Nachwirkungen und Verletzungen beobachtet werden:[83]
- Hämatome am Rippenbogen oder Oberbauch (bei Anwendung des Kristeller-Handgriffs)
- Wunden und Hämatome am Damm (durch Dammschnitt)
- Dammriss 3. oder 4. Grades (ebenfalls durch das Kristellern oder unphysiologische Geburtsposition hervorgerufen)
- Nahtprobleme in Folge von obenerwähnten Dammrissen oder Dammschnitten und beim Kaiserschnitt
- Geplatzte Äderchen im Auge (beim Valsalva-Manöver[84])
- Übermäßige Blutungen (z. B. durch das gewaltsame Lösen der Plazenta oder Einleitung)
- Verletzungen am Muttermund (z. B. durch das manuelle Weiten des Muttermundes)
- ...

Raine A, Brennan P, Mednick SA. Birth complications combined with early maternal rejection at age 1 year predispose to violent crime at age 18 years. Archives of General Psychiatry. 1994;51:983–988.
[83] Vgl. [wie Anm. 74], S. 9 f.
[84] »Valsalva Manöver« bezeichnet das Anhalten der Luft beim Pressen.

Diese Liste ließe sich noch weiter fortführen und kann nicht jeden Einzelfall abdecken. Auch ein unnötiger Kaiserschnitt stellt eine massive körperliche Verletzung dar. Durch das Festhalten oder Festschnallen der Mütter können zudem an vielen Stellen wie beispielsweise Armen und Beinen Hämatome auftreten. Jede Intervention birgt körperliche Risiken und Nebenwirkungen. Erfolgt die Intervention ohne medizinischen Nutzen und/oder gegen den Willen der Mutter, müssen all diese Nebenwirkungen und Folgen (z. B. auch Kopfschmerzen oder Hämatome nach dem Legen einer PDA) als Körperverletzungen angesehen werden.

Körperliche Verletzungen, die durch die Gewalterlebnisse bei den Kindern auftreten, sind u. a.:[85]

- Wunden (verursacht durch die Kopfschwartenelektrode, Mikroblutuntersuchungen oder einen Kaiserschnitt)
- das KISS-Syndrom
- die Plexus-Parese (eine geburtstraumatische Armlähmung)
- ein Schlüsselbeinbruch (z. B. verursacht durch das Kristellern)
- Schädigungen des zentralen Nervensystems (ebenfalls ausgelöst durch den Kristeller-Handgriff)
- ...

Bei den Kindern können ebenfalls nicht alle möglichen Auswirkungen aufgelistet werden, da es je nach Gewaltanwendung eine Vielzahl an möglichen Verletzungen, Risiken und Folgen gibt.

Neben den Gebärenden und den Neugeborenen können auch die Väter durch das Miterleben der Gewalt traumatisiert werden. In einer australischen Studie wurde festgestellt, dass bei 5 Prozent der frischgebackenen Väter eine postpartale Depression diagnostiziert wurde. Klinisch signifikante Symptome einer PPD wiesen sogar 12 Prozent der Väter auf.[86]

Mir haben Väter davon berichtet, wie sehr sie psychisch davon beeinträchtigt waren oder noch sind, dass sie zusehen mussten, wie mit einem

---

[85] Vgl. [wie Anm. 74], S. 10.
[86] Vgl. Christian Inglis u. a.: Childbirth Trauma and Fathers Mental Health, http://re search.usc.edu.au/vital/access/manager/Repository/usc:14406?exact=sm_creator%3A "Reed%2C+R", Stand: 7.6.2015.

VII. Die Folgen

bzw. zwei anderen Menschen – noch dazu geliebten Menschen – gewaltsam umgegangen wurde. Aber auch Mütter haben beschrieben, dass ihre Partner selbst schwer traumatisiert zurückgeblieben sind. Dabei quält die Väter insbesondere, dass sie zum einen eine Gewalttat mit ansehen mussten, und zum anderen sprechen sie oft von einem schlechten Gewissen, da sie nicht in der Lage waren, die Übergriffe, die Verletzungen und das Unrecht zu verhindern. In manchen Fällen fühlen sie sich sogar in eine Mittäterrolle gezwungen, weil sie beispielsweise dazu gedrängt wurden, ihre Partnerin zu einer Intervention zu überreden oder die Partnerin festzuhalten.

So zitiert auch Tanja Sahib einen jungen Mann, der sich schuldig fühlt, weil er seine Partnerin nicht schützen konnte:
»Lange habe ich mich als Versager gefühlt. Ich konnte gar nichts für sie tun. Sie rief meinen Namen und schrie, dass ich die Operation verhindern soll. Aber ich wusste nicht, was ich machen sollte. Ich bin davon ausgegangen, dass alle ihr Bestes wollten. Es war wie eine Vergewaltigung und ich stand daneben.«[87]

Ein anderer Mann wird von den bereits beschriebenen Intrusionen gequält:
»Monatelang konnte ich nach dem Dammschnitt meiner Frau keine Schere mehr in die Hand nehmen – immer hörte ich wieder das Geräusch ...«[88]

Die Verarbeitung ist für die Väter schwierig, da sie noch stärker als die Mütter dazu neigen, über das Erlebte nicht zu sprechen. Teilweise weigern sie sich sogar, mit ihrer Partnerin über die Gewalt und die psychischen Narben zu reden.[89]

Neben den Folgen für die einzelnen Personen wirkt sich die Gewalt auch negativ auf die Beziehungen zwischen der Mutter, dem Vater und dem Kind aus. Karl Heinz Brisch, Facharzt für Kinder- und Jugendpsychiatrie und Leiter der Abteilung Pädiatrische Psychosomatik und Psychotherapie am Klinikum der Universität München, beschreibt, wie wichtig die Erlebnisse rund um die Geburt und direkt danach für die Entwicklung einer gesunden und stabilen Eltern-Kind-Bindung sind. So empfiehlt er, jegliche Form der

---

[87] Tanja Sahib: Es ist vorbei – ich weiß es nur noch nicht. Bewältigung traumatischer Geburtserfahrungen, 2013, S. 148.
[88] Ebd.
[89] Vgl. ebd., S. 151.

Trennung von Neugeborenem und Mutter unmittelbar nach der Geburt zu vermeiden.[90] Ebenso betont Brisch, wie wichtig auch der Kontakt des Vaters für das sogenannte Bonding zwischen Vater und Kind ist. Beide – Vater und Mutter – sollten nach der Geburt nicht vom Kind getrennt werden.[91] Somit stellt ein Kaiserschnitt ein gewisses Risiko für die Bindungsentwicklung dar. Er sollte daher nur angewendet werden, wenn er medizinisch nötig ist.

»Aber auch kleinere Beeinträchtigungen können das Bindungsverhalten stören. Wenn das Baby unbedacht gleich nach der Entbindung von der Mutter weggebracht wird, um erst einmal untersucht oder aber gebadet, gemessen, gewaschen und gewickelt zu werden, gehen wichtige Momente verloren, welche den Aufbau der Bindung fördern könnten.«[92]

Zudem führt Brisch an, wie eine frühe Trennung von Mutter und Kind das Entstehen einer Wochenbettdepression befördert:

»Mutter und Kind sollten sich nach der Geburt – als minimaler Konsens – auf jeden Fall im gleichen Raum befinden. Wird das Kind dagegen in einen Nebenraum oder sogar ins Säuglingszimmer gebracht, so kann dies der Grund für eine beginnende postpartale Depression der Mutter sein.«[93]

Wie wir aus den Erfahrungsberichten über Gewalt unter der Geburt wissen, geht diese oft mit einer unnötigen Trennung von Mutter (und/oder Vater) und Kind einher. Dadurch wird die Bindung zwischen Eltern und Kind gestört. Doch nicht nur die Trennung vom Kind, sondern auch andere Auslöser für Stress und Angst auf Seiten der Eltern gelten als Hindernis für eine gute Bindungsentwicklung:

»Jegliche Art von Komplikationen vor, während und nach der Geburt führt bei den Eltern in der Regel zu extremem Stress und Ängsten. Stress ist aber kein guter Förderer und Faktor für den Aufbau einer sicheren Bindung.«[94]

Viele Komplikationen lassen sich unter der Geburt nicht vermeiden. Und auch Ängste und Stress für die Eltern sind nicht immer zu verhindern. Doch im Falle einer Gewaltsituation werden Mutter und Vater in jedem

---

[90] Vgl. Karl Heinz Brisch: Schwangerschaft und Geburt, Stuttgart 2013, S. 115.
[91] Vgl. ebd., S. 116 und S. 131.
[92] Ebd., S. 118.
[93] Ebd., S. 118 f.
[94] [Wie Anm. 90], S. 122.

Fall völlig unnötig durch einen Aggressor von außen in Angst versetzt. Dadurch wirken sich die Gewalterlebnisse auch negativ auf die Bindungsentwicklung aus.

Neben den Auswirkungen auf die Beziehung zwischen der Mutter und dem Kind und dem Vater und dem Kind wirkt sich die Gewalt auch negativ auf die Beziehung zwischen Mutter und Vater aus. Die Paarbeziehung kann mitunter enorm unter den erlebten Verletzungen und dem Unrecht leiden. Die Väter fühlen sich manchmal schuldig ihrer Partnerin gegenüber. Und diese kann sich im Stich gelassen fühlen. Viele Paare können das Trauma der Gewalt unter der Geburt nur in einer Paartherapie überwinden.

VIII. Maßnahmen zur Prävention

Es drängt sich die Frage auf, wie die Gewalt, die in deutschen Kreißsälen Müttern, Vätern und Kindern angetan wird, verhindert werden kann. Was können die Hebammen, die ÄrztInnen, die Kliniken, die Krankenkassen, die Mütter und Väter, die Gesellschaft und die Politik tun, um diese Form der Gewalt einzudämmen und ihr präventiv zu begegnen?

Was können Schwangere tun, um möglichst zu verhindern, dass ihnen Gewalt unter der Geburt angetan wird?

Werdende Eltern sollten über die Geburtsabläufe und über die konkreten Vorgänge in Geburtshäusern und Kliniken so genau wie möglich informiert sein. Sie sollten im Vorfeld der Kreißsaalbesichtigungen und der Informationsabende in den Kliniken eine Liste mit Fragen erstellen, die ihnen wichtig erscheinen.

Das könnten beispielsweise folgende Fragen sein:
- Wie hoch ist die Dammschnittrate/Kaiserschnittrate in der Klinik?
- Gebären Frauen in der Klinik tatsächlich in aufrechten Positionen?
- Wird in jedem Fall ein Dauer-CTG durchgeführt?
- Stehen rund um die Uhr Anästhesisten bereit?
- Wie viele Hebammen sind im Einsatz, und wie viele Kinder kommen im Schnitt täglich in der Klinik auf die Welt?
- Wie werden Mütter und Kinder nach einem Kaiserschnitt unterstützt?
- Gibt es Milchpumpen?
- Dürfen Mütter auf Wunsch die Flasche geben?
- Gibt es Stillberaterinnen für die Hilfe beim ersten Anlegen?
- Gibt es Familien-/Partnerzimmer?
- Wie sehen die Besuchszeiten für die Partner aus?
- Wird der Kristeller-Handgriff an der Klinik angewendet und wenn ja, wie hoch ist die Rate bzw. wird diese überhaupt erhoben?

Das Studieren der Klinikbewertungen, insbesondere der geburtshilflichen Abteilungen, im Internet ist ebenfalls ratsam. Wer es sich leisten kann, sollte in jedem Fall eine eigene Hebamme oder Doula (eine Mutter, die der Gebärenden als emotionale Unterstützung zur Seite steht) zur Geburt hinzuziehen. Ansonsten kann dies auch eine Freundin übernehmen, die bereits Mutter ist und bezüglich des Themas Gewalt im Kreißsaal sensibilisiert ist. Beleghebammen gibt es leider so gut wie gar nicht mehr. Existieren in Ihrer Region noch Beleghebammen oder werden diese von den Krankenhäusern »angeboten«, dann sind sie in jedem Fall einer Klinik mit Hebammen, die in Schichten arbeiten, vorzuziehen.

Zur Vorbereitung auf die Geburt sollten (am besten gemeinsam mit der Hebamme oder Doula) die Schwangere und ihr Partner einen Geburtsplan schreiben. Darin sollten die Wünsche der Schwangeren für die Geburt festgehalten werden. Welche Wünsche sind ihr besonders wichtig? Welche Alternativen kämen für sie in Betracht? Möchte eine Frau, dass in keinem Fall ein Dammschnitt vorgenommen wird, oder möchte sie unter der Geburt immer wieder animiert und motiviert werden zu aufrechten Gebärhaltungen? Dies sollte alles in dem Geburtsplan festgehalten werden. Der Geburtsplan wird dann mit in die Klinik genommen und dort beim Eintreffen der entsprechenden Hebamme überreicht. Natürlich soll ein solcher Geburtsplan keine Regieanweisung sein. Er beschreibt die Vorstellungen und Wünsche der Gebärenden. Dass sich diese unter der Geburt ändern und die Möglichkeit der Umsetzung natürlich von der jeweiligen Situation abhängt, sollte den Gebärenden klar sein.

Die Partner oder auch eine begleitende Doula oder Freundin sollten besonders darauf achten, dass die Gebärende über jeden Vorgang und jeden Eingriff aufgeklärt wird und dass stets ihr Einverständnis eingeholt wird.

Weitere Empfehlungen hat die WHO bereits 1985 herausgegeben, die »WHO-Empfehlungen zur normalen Geburt – ‚Geburt ist keine Krankheit'«.

Prinzipiell gehen diese Empfehlungen davon aus,
- … dass jede Frau ein grundlegendes Recht auf eine umfassende Betreuung in der Schwangerschaft hat.

- ... dass sie bei allen Aspekten dieser Betreuung im Mittelpunkt steht und an der Planung, Durchführung und Beurteilung der Vorsorgemaßnahmen teilnimmt.
- ... dass neben der medizinischen Vorsorge soziale, emotionale und psychische Faktoren für eine umfassende Betreuung in der Schwangerschaft entscheidend sind.

16 Empfehlungen der Weltgesundheitsorganisation (WHO)

1. Die gesamte Öffentlichkeit sollte über die verschiedenen Verfahren der Geburtshilfe informiert sein, damit es jeder Frau möglich ist, die für sie richtige Art und Weise der Geburtshilfe zu finden.

2. Die Ausbildungen der Hebammen und aller Berufsgruppen, die die Frau und das Kind rund um die Geburt betreuen, müssen gefördert werden. Die Betreuung einer normalen Schwangerschaft, bei der Geburt und im Wochenbett gehört zum Aufgabenbereich der Hebammen und der angrenzenden Berufe.

3. Alle Krankenhäuser sollten den schwangeren Frauen Informationen über die von ihnen praktizierte Geburtshilfe (z. B. die Höhe ihrer Kaiserschnittrate) frei zugänglich machen.

4. Es gibt keinerlei Rechtfertigung für eine Kaiserschnittrate über 10–15 Prozent.

5. Einmal Kaiserschnitt muss nicht für alle folgenden Geburten auch Kaiserschnitt bedeuten. Nach einer solchen Operation, bei der die Gebärmutter an einer tiefliegenden Stelle geöffnet wurde, kann eine vaginale Entbindung angestrebt werden.

6. Es gibt keine Beweise dafür, dass routinemäßige elektronische Dauerüberwachung der kindlichen Herztöne einen positiven Einfluss auf den Ausgang der Geburt hat.

7. Für eine Rasur der Schamhaare oder einen Einlauf vor der Geburt besteht kein Anlass.

8. Während der Wehentätigkeit sollten schwangere Frauen nicht auf dem Rücken liegen. Sie sollten angeregt werden, während der Wehen herumzulaufen und sich frei zu entscheiden, in welcher Position sie gebären möchten.

9. Routinemäßige Dammschnitte sind nicht zu rechtfertigen.

10. Geburtseinleitungen sollten nicht aus Bequemlichkeit stattfinden. Verabreichung von Wehenmitteln sollte nur nach strenger medizinischer Indikation erfolgen.

11. Schmerzstillende und betäubende Medikamente sollten nicht routinemäßig, sondern nur zur Behandlung oder Verhütung einer Geburtskomplikation eingesetzt werden.

12. Für eine frühzeitige Eröffnung der Fruchtblase als Routineeingriff gibt es keine wissenschaftliche Begründung.

13. Das gesunde Neugeborene gehört zu seiner Mutter, wenn es der Zustand von beiden erlaubt. Die Beobachtung des Kindes rechtfertigt nicht die Trennung von der Mutter.

14. Nach der Geburt sollte der Mutter möglichst bald Gelegenheit zum Stillen gegeben werden.

15. Geburtshilfliche Einrichtungen, die mit dem Einsatz von Technik kritisch umgehen und emotionale, psychische und soziale Aspekte in den Vordergrund stellen, sollten bekannt gemacht werden. Diese Projekte sollten gefördert werden, um als Modelle für andere geburtshilfliche Einrichtungen zu dienen und die Einstellung zur Geburtshilfe in der Öffentlichkeit zu verändern.

16. Regierungen sollten über die Schaffung von Bestimmungen nachdenken, die den Einsatz neuer Geburtstechnologien nur nach angemessener Prüfung erlauben.«[95]

Diese Empfehlungen sollten den Schwangeren und den werdenden Vätern bekannt sein. Auch die Fragen, die sie an den Informationsabenden stellen, und die Punkte, die sie sich für den Geburtsplan notieren, sollten hierauf abgestimmt sein.

Zudem ist es sehr wichtig, dass sich Schwangere ihrer rechtlichen Lage bewusst sind. Niemand darf eine Intervention ohne ihre Zustimmung vornehmen. Es muss stets die Einwilligung der Gebärenden eingeholt werden. Das ist vielen werdenden Eltern nicht bewusst. Auch müssen die Gebärenden über die Eingriffe ausführlich aufgeklärt werden. Dieser Punkt darf nicht aufgrund von Zeitmangel unterlassen werden.

Ebenso müssen die Empfehlungen der WHO und die rechtlichen Befugnisse und Ansprüche der Gebärenden natürlich dem geburtshilflichen Personal bekannt sein, und es muss von der Klinikleitung dazu angewiesen sein, sich an diese Vorgaben zu halten. Das Personal muss bereits in der Ausbildung zum Thema Gewalt unter der Geburt sensibilisiert werden. Doch nicht nur die Ausbildungsschulen und Hochschulen, sondern auch die Kliniken haben die Aufgabe, Hebammen in Ausbildung, aber auch bereits ausgebildete Hebammen zu sensibilisieren und fortgehend weiterzubilden im Bereich Prävention von Gewalt und Traumaprävention.

Tara Franke hat in der Deutschen Hebammenzeitschrift die Aspekte der Traumaprävention für Hebammen und GeburtshelferInnen detailliert dargestellt:
»Traumaprävention könnte hier bedeuten, dass Hebammen und GeburtshelferInnen
- sich bewusst machen, dass sie durch ihre Rolle und Aufgabe in einem Machtverhältnis zur Gebärenden stehen, das ihnen eine besondere Verantwortung für ihr Handeln – und ihre Unterlassungen – überträgt;

---

[95] Tanja Sahib: Es ist vorbei – ich weiß es nur noch nicht. Bewältigung traumatischer Geburtserfahrungen, 2013, S. 199 f.

- sich ihrer eigenen Bedürfnisse und Motivationen bewusst sind und diese für die Frau klar und transparent machen. Sie haben ihre Berechtigung, sind aber nicht wichtiger als die Bedürfnisse der Frau;
- sich jederzeit bewusst sind, dass die Frau sich freiwillig in ihre Obhut begibt und jederzeit das Recht hat, über sich und ihr Kind zu entscheiden – auch wenn sie damit nicht die Erwartungen der Professionellen erfüllt;
- die Aufklärung einer Frau im Sinne der fachlichen Information sachlich und angemessen einsetzen und nicht benutzen, um eine Frau zu etwas zu überreden oder quasi zu zwingen;
- sich bewusst machen, dass die Geburt der Frau, dem Kind, der werdenden Familie gehört – nicht den Professionellen;
- […]
- sich bewusst machen, dass Geburt auch ein sexueller Akt ist, der die höchste Zurückhaltung und den größtmöglichen Schutz der Intimität braucht;
- der Frau so viele Möglichkeiten wie möglich anbieten, um sich selbst helfen zu können;
- im Bedarfsfall nach angemessener Aufklärung der Frau die Kontrolle über jegliche Manipulation und Intervention überlassen; das bedeutet, immer zuerst das Einverständnis einzuholen, bevor untersucht oder interveniert wird;
- jedes »Nein« der Frau – auch nonverbale Äußerungen wie Kopfschütteln oder abwehrende Bewegungen – als solches verstehen und befolgen;
- […]
- sich darum bemühen, der Frau jederzeit mit Freundlichkeit, wenigstens aber mit Klarheit und Respekt zu begegnen und ihr signalisieren, dass sie sie grundsätzlich unterstützen und schätzen – auch wenn ihr Verhalten nicht immer den Erwartungen entsprechen sollte;
- eine Gebärende nicht alleine lassen, wenn sie nach einer Hebamme verlangt (was die Forderung der Berufsverbände nach einer Eins-zu-eins-Betreuung unterstützt);

- auf verbale und nonverbale Äußerungen der Frau reagieren, die Unwohlsein, Überrumpeltfühlen oder Verunsicherung signalisieren, und die Betreuung entsprechend anpassen.«[96]

Wie wir aus diesen Vorschlägen zur Prävention von gewaltsamen und traumatisierenden Geburtserlebnissen ersehen können, geht es insbesondere darum, die Rechte der Gebärenden zu beachten und die Gebärende zu achten. Dabei sind die Aufklärung der Frauen über Maßnahmen und das Einholen der Einwilligung der Gebärenden die Grundpfeiler dieser Rechte. Für Notfallsituationen, in denen tatsächlich die Zeit für eine angemessene Aufklärung fehlt, schlägt Tara Franke vor, den Müttern im Nachhinein ein ruhiges Gespräch zu ermöglichen, in dem ihr die Vorgänge und die Situation nochmals genauer geschildert werden.[97]

Dieses Gespräch sollte zeitnah erfolgen und kann bei der Bewältigung des Erlebnisses helfen. Eine Forderung von Simone Kirchner bezüglich solch kurzfristiger Notfallsituationen hat jedoch deutlich präventiveren Charakter:

»Zur Prävention von Missbrauchserfahrungen ist daher dringend geraten, Möglichkeiten zu schaffen, die Frauen im Vorfeld schon über die Maßnahmen bei Notfällen zu informieren. In diesen Beratungsgesprächen muss die Frau in die Lage versetzt werden, sich mit dem einverstanden erklären zu können, was Hebammen und Ärzte an ihr vornehmen.«[98]

Wie die Erfahrungsberichte der Mütter und (werdenden) Hebammen zeigen, sind es jedoch in den meisten Situationen keine drängenden Notfälle, die eine Aufklärung oder das Einholen der Einwilligung verhindern. Ganz im Gegenteil ziehen sich die meisten Geburten über viele Stunden hin, und bei einem Großteil der Interventionen (Muttermund manuell manipulieren, Fruchtblase eröffnen, Einleitung der Wehen etc.) gäbe es sehr viel Raum und Zeit, die Gebärenden zu informieren und zu befragen. Was hingegen für dieses Vorgehen fehlt, ist das entsprechende Personal. Die geburtsbe-

---

[96] Tara Franke: Beschützt gebären, in: Deutsche Hebammenzeitschrift 5/2010, S. 7.
[97] Ebd., S. 8.
[98] Simone Kirchner: Was in unserer Macht steht, in: Deutsche Hebammenzeitschrift 10/2006, S. 18.

schleunigenden Interventionen werden ja auch gerade aus dem Grund vorgenommen, dass es an Personal mangelt und keine Zeit ist, um die Geburt intensiver und längerfristig zu betreuen. Dass bei der Aufklärung und Einwilligung dann an Zeit gespart wird, ist nach dieser Logik nur folgerichtig. Müsste jede beschleunigende Maßnahme noch erklärt werden und der Frau Zeit gegeben werden, darüber nachzudenken und zuzustimmen, so würde der zeitliche »Vorteil«, den die Eingriffe dem Personal und den Kliniken versprechen, schnell wieder eingebüßt.

Hier anzusetzen greift also zu kurz. Die Kliniken müssen das Personal sensibilisieren UND ihre Einsparpolitik in der Geburtshilfe ändern. Hierfür müssen die Kliniken auch von der Politik und den Krankenkassen in die (finanzielle) Lage versetzt werden, einen ausgeglichenen Haushalt mit einer Geburtshilfe vorzuweisen, die nur so viele Interventionen vornimmt wie nötig und den Frauen ermöglicht, so selbstbestimmt und ursprünglich zu gebären wie möglich.[99]

Auf die Möglichkeiten der Politik, hier positiven Einfluss zu nehmen, werde ich im nächsten Kapitel eingehen.

---

[99] Vgl. Paula Diederichs: Ist es egal, wann und wie wir geboren werden? Über die emotionalen Auswirkungen der modernen Geburtspraktiken, Artikel im Rahmen des Fachtages zum Thema Kaiserschnitt, Berlin 2006, S. 5.

IX. Die politische Dimension

Gewalt in der Geburtshilfe hat viele Ursachen. Einen Hauptgrund für die Gewalt stellt jedoch die Unterfinanzierung der Geburtshilfe dar. Und diese wiederum resultiert aus einer frauenfeindlichen Gesundheitspolitik. Wir leben auch heute noch in einer Gesellschaft, in der es patriarchale Strukturen in Wissenschaft, Wirtschaft und Politik gibt und in der Frauen in vielen Bereichen nach wie vor massiv benachteiligt werden.

Und auch Kliniken und Klinikleitungen wissen: Geburtshilfe lohnt sich nicht. Denn sie bringt nichts ein. Deutlich besser sehen die Einnahmemöglichkeiten in anderen Abteilungen aus, wo insbesondere (ältere) Männer behandelt werden. So konstatiert auch Dr. Swana Swalve-Bordeaux im Ärzteblatt:

»Operationen, die vor allem Ältere (Schwerpunkt Männer) betreffen, wie Herzkatheter mit Stents oder Endoprothesen, bringen ein Vielfaches [im Vergleich zur Geburtshilfe] und haben meistens weniger Vorhaltekosten als die Geburtshilfe.«[100]

Um den Erlös noch halbwegs erträglich zu halten, werden schließlich eine Vielzahl von Interventionen – allen voran der Kaiserschnitt – immer häufiger durchgeführt. Wir leben in einem Land, in dem es an der Tagesordnung ist, Frauen aufzuschneiden und wieder zuzunähen, ohne dass dies nötig wäre – um Geld damit zu verdienen.

Doch Frauen werden in der Geburtshilfe nicht nur für Geld körperlich verletzt. Pervers an diesen Gewalttaten ist insbesondere der Umstand, dass die Kliniken auf diese Weise an Gelder gelangen, die die Krankenkassen, sprich das Gesundheitssystem, sprich die Politik ihnen sonst vorenthalten würden. Gezahlt wird ja also letztendlich. Weshalb funktioniert das nicht, ohne dass Frauen dafür aufgeschnitten werden müssen?

---

[100] Swana Swalve-Bordeaux: Gendergesundheit: Geburtshilfe unberücksichtigt, in: Deutsches Ärzteblatt 2014, http://www.aerzteblatt.de/archiv/159951/Gendergesundheit-Geburtshilfe-unberuecksichtigt, Stand: 18.05.2015.

Die Gelder müssen umverteilt werden. Es kann und darf sich für eine Klinik nicht mehr »rechnen«, die Kaiserschnitt- und Dammschnittrate hochzuschrauben. Natürlich kann die Lösung auch nicht sein, dass für jede Geburt unabhängig vom Aufwand und den entstandenen Kosten derselbe Betrag von der Krankenkasse gezahlt wird. Dann würde schließlich die Einnahme zwar einen fixen Betrag darstellen, doch die Kliniken würden dann höchstwahrscheinlich versuchen, die Ausgaben besonders niedrig zu halten. Bekämen beispielsweise Frauen, die eine PDA verlangen, dann noch eine PDA?

Es muss ein Abrechnungssystem gefunden werden, das sich orientiert an den realen Kosten und Ausgaben, die einer Klinik für die jeweiligen Maßnahmen entstehen. Nur so kann verhindert werden, dass Entscheidungen rund um die Geburt aus finanziellen Gründen getroffen werden.

Eine Umverteilung der Gelder allein wird jedoch nicht ausreichen. Die Geburtshilfe muss insgesamt besser finanziert werden. Wir brauchen eine Eins-zu-eins-Betreuung der Gebärenden durch Hebammen. Da die Hebammen neben der tatsächlichen Betreuung der Gebärenden noch verwaltungstechnische Aufgaben haben, den Bericht verfassen müssen, Instrumente holen oder vorbereiten müssen, würde ja nicht einmal eine Eins-zu-eins-Betreuung (für jede Gebärende ist eine Hebamme anwesend) auch bedeuten, dass die Gebärende durchgängig eine Hebamme zur Seite hat. Aktuell betreut eine Hebamme oft drei Geburten gleichzeitig. Und das bedeutet, dass eine Geburt maximal ein Viertel bis ein Fünftel der Zeit auch tatsächlich von einer Hebamme begleitet wird. Den Rest der Zeit sind die Gebärenden allein (mit ihrem Partner) im Kreißsaal.

Eine intensivere Betreuung kostet Geld, und genau hier muss die Politik einhaken. Es muss deutlich mehr Geld in die Geburtshilfe fließen. Als Folge würden dadurch wiederum auch in anderen Bereichen Gelder eingespart, wenn man nur an die ganzen psychischen und körperlichen Verletzungen und Beeinträchtigungen denkt, die die Gewalt unter der Geburt bei Müttern, Neugeborenen und Vätern verursacht. Damit einher gehen nämlich auch immense Kosten, die das Gesundheitssystem belasten.

Unabhängig davon, dass es sich eventuell finanziell sogar »rechnen« würde, die Geburtshilfe mit deutlich mehr finanziellen Mitteln auszustatten, ist eine menschenwürdige und gewaltfreie Geburt jedoch auch ein Menschenrecht – ein Frauenrecht – und deshalb keinesfalls verhandelbar.

Doch nicht nur die Kliniken können sich eine angemessene Geburtshilfe nicht mehr leisten: Der Staat will sich auch die Hebammen nicht mehr leisten. Sie werden seit vielen Jahren langsam abgeschafft. Die Arbeit als freiberufliche Hebamme, das Betreuen von Geburten zu Hause oder im Geburtshaus oder auch als Beleghebamme in der Klinik können sich die Hebammen inzwischen nicht mehr leisten.

Seit Jahren protestieren und demonstrieren sie gegen das Ansteigen der Haftpflichtprämie, die mittlerweile derart hoch ist, dass Hebammen unmöglich von den Geburten leben können. Hebammen und Eltern fordern seit Jahren Lösungen von der Politik.

Doch die Krankenkassen versuchen bei den Verhandlungen derzeit die Entscheidungsbefugnisse von Schwangeren und Hebammen einzuschränken. So wollen sie, dass letztlich die Ärztinnen und Ärzte darüber entscheiden, ob eine Frau ihr Kind zu Hause gebären darf. Der deutsche Hebammenverband lässt sich diese Einmischung völlig zurecht nicht gefallen. Denn damit würden eben genau die Rechte der Gebärenden, die aktuell schon häufig missachtet werden, bereits im Vorfeld empfindlich beschnitten werden.

Völlig absurd ist dabei, dass der Fokus hier auf die Entscheidungsfreiheit der Hebammen und der Gebärenden gelegt wird. Als wenn diese zu große Ausmaße hätte und dringend beschnitten werden müsste, um Geburten sicherer zu machen. Doch die größte Gefahr stellt ja aktuell dar, dass die Entscheidungsbefugnisse der Gebärenden missachtet und übergangen werden.

Hier muss ein Umdenken stattfinden. Nicht die Gebärenden stehen einer menschenwürdigen und sicheren Geburt entgegen, sondern die Fremdinteressen der Krankenkassen und der Kliniken sind es, die der Wahrung der Rechte von Gebärenden und Kindern und damit auch letztlich einer interventionsarmen, medizinisch angemessenen und risiko- und verletzungsarmen Geburtshilfe im Wege stehen.

Der Beruf der Hebamme und des Entbindungspflegers muss erhalten bleiben. Die Rechte der Schwangeren müssen gestärkt und ernst genommen werden. Das geburtshilfliche Personal muss sensibilisiert werden.

Simone Kirchner schlägt darüber hinaus Qualitätschecks vor.[101] Diese würden Schwangere und werdende Väter in die Lage versetzen, ein realistisches Bild von einer Klinik und ihrer geburtshilflichen Abteilung zu erhalten:

»Um einem Missbrauch von Hebammenmacht vorzubeugen, wäre es daher angesagt und im Sinne eines Qualitätsmanagements geboten, die Betreuung suchenden Frauen genau darüber zu informieren, was sie in der einzelnen Klinik an Hebammenkompetenz geboten bekommen. Nur so hätten sie die Möglichkeit, sich frei zu entscheiden, ob sie auf dieser Grundlage eine Gebärbeziehung eingehen möchten oder ob sie andere Möglichkeiten der Absicherung suchen. Für diesen Qualitätscheck müssen wir als Berufsstand ein eigenes Kompetenzprofil erarbeiten – unseren Nachwuchs auch darin ausbilden – und darüber hinaus für deren Zertifizierung sorgen. [...] Wir würden sowohl besser einem möglichen Hebammenmacht-Missbrauch vorbeugen als auch den Frauen klarere Wahlmöglichkeiten bieten. Wir könnten mit öffentlich zugänglichen Qualitätschecks den falschen Versprechungen und den sich hieraus entwickelnden Missbrauchserfahrungen machtvoll entgegenziehen.«[102]

Diese Qualitätschecks und Zertifizierungen würden die Frauen in die Lage versetzen, eine fundiertere Entscheidung für die Wahl des Geburtsortes zu treffen. Kliniken mit positiven Bewertungen, mit einer Zertifizierung und entsprechenden Qualitätsmerkmalen würden von den Schwangeren, die einen Geburtsort suchen, bevorzugt. Kliniken, die den qualitativen Kriterien nicht entsprechen und negativ abschneiden, würden dies auch durch das Fortbleiben der Schwangeren gespiegelt bekommen. Und darüber hätten dann auch die Frauen die Macht, Veränderungen in den geburtshilflichen Abteilungen der Kliniken zu bewirken. Denn letztendlich kann sich keine Klinik leisten, dass ihre geburtshilfliche Abteilung von den Gebärenden nicht mehr frequentiert wird, weil sie mit den dortigen Qualitätsstandards nicht einverstanden sind.

---

[101] Ein solcher aktueller Qualitätscheck bzw. ein solches Siegel findet sich hier: Vgl. hierzu: FIGO Guidelines: Mother-baby friendly birthing facilities, in: International Journal of Gynecology and Obstetrics 128 (2015), S. 95–99.

[102] Simone Kirchner: Was in unserer Macht steht, in: Deutsche Hebammenzeitschrift 10/2006, S. 19.

X. Das Ende der Gewalt

Es gibt von der WHO/UNICEF die Initiativen »Babyfreundliches Krankenhaus« und »Stillfreundliches Krankenhaus«, die mit einer Zertifizierung und einem Gütesiegel für entsprechende Kliniken einhergehen. Diese Siegel haben sich in den letzten Jahren immer mehr Kliniken in Deutschland erworben.

Welche Kriterien eine Klinik hingegen erfüllen muss, um mütterfreundlich(!) zu sein, wurde bereits vor 20 Jahren unter anderem in der Charta der Rechte der Wöchnerin vom Europäischen Parlament beschrieben. Die hierin aufgeführten Forderungen würden in weiten Teilen auch Gewalt unter der Geburt verhindern und dieser vorbeugen. Umgesetzt sind davon leider bis heute in den meisten Kliniken viele Maßnahmen nicht. Schon vor 20 Jahren erkannte das Europäische Parlament die Notwendigkeit einer solchen Charta. So wurde in der Charta beschrieben, »dass der Geburt in den meisten Fällen durch Rückgriff auf unnötige medizinische Maßnahmen Spontaneität und Natürlichkeit genommen wurde«.[103]

Zudem wurde die Charta verfasst »in dem Bewusstsein, dass die derzeitige Struktur des Gesundheitswesens in vielen Fällen die Komplikation von Geburt und Geburtswehen und dadurch die vermehrte Notwendigkeit ärztlicher Hilfe zur Folge hat«.[104]

Punkte aus der Charta, die bis heute in Deutschland nicht umgesetzt wurden, die derzeit wieder rückgängig gemacht werden sollen oder die weiter verschlechtert wurden und werden, sind unter anderem:
- die freie Wahl des Geburtsortes, der Geburtsposition und des Geburtsablaufs;

---

[103] Elisabeth Geisel: Tränen nach der Geburt. Wie depressive Stimmungen bewältigt werden können, München 1997, S. 231.
[104] Ebd.

- die Möglichkeit, ohne wehenbeschleunigende oder -verzögernde Maßnahmen zum gegebenen Zeitpunkt zu gebären, unabhängig von den Arbeitszeiten des Personals;
- das Garantieren einer individuellen und angemessenen medizinischen Behandlung.[105]

Um Gewalt unter der Geburt zu verhindern, sind genau diese Forderungen unbedingt umzusetzen. Es geht hierbei um die Selbstbestimmung der Frauen und damit letztlich um die Wahrung ihrer (ohnehin existierenden) Rechte. Es steckt in diesen Forderungen auch der in diesem Buch bereits mehrfach mit Gewalt in Zusammenhang gebrachte Aspekt, dass einer Geburt die notwendige Zeit gelassen werden muss und sie nicht an den Dienstplan des Personals mit Hilfe von unnötigen Interventionen angepasst werden darf. Und es geht darum, den Gebärenden und ihren Kindern eine individuelle Behandlung und Betreuung zukommen zu lassen, sich intensiv mit dem Einzelfall zu beschäftigen, statt allen Gebärenden Routineeingriffe »überzustülpen«.

Ebenfalls vor fast 20 Jahren hat die Coalition for Improving Maternity Services Kriterien für eine mütterfreundliche Geburtshilfe benannt. Die vollständige Beschreibung dieser Kriterien befindet sich im Anhang. Auch hierbei stehen im Vordergrund:
- den Gebärenden Möglichkeiten zu bieten;
- ihnen die Wahl und Selbstbestimmtheit zu lassen;
- Schwangere und Gebärende ausführlich zu informieren;
- die individuellen Bedürfnisse der Gebärenden zu berücksichtigen;
- die Gebärenden zu Bewegung und aufrechten Haltungen zu animieren und diese überhaupt zu ermöglichen und im Gegenzug die Rückenlage abzulehnen;
- das Verzichten auf Routinemaßnahmen (wie z. B. Schamrasur, Einlauf, Tropfinfusion, Ess- und Trinkverbot, frühzeitige Eipolablösung, CTG);
- die Einschränkung von bestimmten Eingriffen (z. B. Geburtseinleitungen bei unter 10 Prozent, Dammschnittrate bei mindestens un-

---

[105] Vgl. [Anm. 103], S. 232.

ter 20 Prozent mit dem Ziel, bei 5 Prozent und weniger zu liegen, eine Kaiserschnittrate von 10 Prozent und darunter, bei Kliniken mit Hochrisikoentbindungen eine Kaiserschnittrate von 15 Prozent und darunter, eine Rate von 60 Prozent und darüber für vaginale Entbindungen nach vorausgegangenem Kaiserschnitt mit dem Ziel, 75 Prozent und darüber zu erreichen).[106]

Es sind an diesen Stellen also hinlänglich Maßnahmen zur Erreichung einer mütterfreundlichen Geburtshilfe beschrieben worden. Es mangelt jedoch an der Umsetzung.

Die Gründe dafür, weshalb eine Umsetzung nicht stattfindet, sind bekannt und in den letzten Kapiteln besprochen worden:
- die Geburtshilfe ist unterfinanziert;
- es werden durch die Krankenkassen finanzielle Fehlanreize pro Interventionen gesetzt;
- die Kliniken setzen zu wenig Personal ein;
- das geburtshilfliche Personal ist überlastet;
- es herrscht ein Zeitdruck, der das Interesse der Kliniken und des Personals nach beschleunigten Geburten steigert;
- der Zeitdruck bewirkt ebenfalls, dass die Rechte der Gebärenden nach Information, Aufklärung und Einwilligung/Ablehnung missachtet werden;
- die Überlastung der Hebammen wirkt sich auch auf deren Verfassung und den Umgang mit den Gebärenden aus;
- das Verhältnis zwischen Hebammen, werdenden Hebammen und Ärztinnen/Ärzten ist häufig von einer starken Hierarchie, einem strengen Umgangston und Aggression bestimmt.

Zusammenfassend lassen sich hier noch einmal die Maßnahmen anführen, die ergriffen werden müssen, damit es überhaupt möglich wird, dass sich Kliniken an die Charta für die Rechte der Wöchnerinnen und an die Kriterien für ein mütterfreundliches Krankenhaus halten können. Um der Ge-

---

[106] Vgl. Ina May Gaskin: Die selbstbestimmte Geburt. Handbuch für werdende Eltern mit Erfahrungsberichten, 9. Aufl., München 2014, S. 328 f.

walt in der Geburtshilfe Einhalt zu gebieten, sind folgende Veränderungen dringend von den Verantwortlichen anzugehen:
- Es müssen von der Politik und den Krankenkassen dringend mehr finanzielle Mittel für die Geburtshilfe bereitgestellt werden.
- Die Verteilung der Gelder innerhalb der Geburtshilfe muss dahingehend überarbeitet werden, dass keine Anreize mehr für unnötige Eingriffe gesetzt werden.
- Die Aufstockung der finanziellen Mittel für die Geburtshilfe darf keinesfalls mit einer Beschneidung der Rechte der Gebärenden oder der Hebammen einhergehen, so wie es derzeit versucht wird. Schwangere müssen selbst entscheiden können, wo, wie und mit wem sie entbinden wollen.
- Es muss deutlich mehr geburtshilfliches Personal eingesetzt werden. Ziel muss es sein, den Gebärenden (und auch den Schwangeren und Frauen in der Wochenbettzeit) eine Eins-zu-eins-Betreuung durch die Hebamme ihres Vertrauens zu bieten.
- Das geburtshilfliche Personal muss sensibilisiert und aufgeklärt werden über körperliche und psychische Gewalt unter der Geburt und über die Rechte der Gebärenden.
- Es müssen einheitliche, öffentlich zugängliche Qualitätschecks eingeführt werden, auf deren Grundlage es werdenden Eltern ermöglicht wird, sich über die geburtshilflichen Abteilungen in den jeweiligen Kliniken realistisch zu informieren.
- Eltern sollten nicht länger über die erlebte Gewalt schweigen. Sie sollten zudem alle Möglichkeiten überprüfen, gegen die Täterinnen und Täter (und die Kliniken) rechtliche Schritte einzuleiten.

Ein Austausch mit anderen Müttern, Vätern und (werdenden) Hebammen, die Gewalt unter der Geburt erlebt haben, ist über die Roses Revolution möglich. Das Schweigen muss enden. Gewalt in der Geburtshilfe darf kein Tabuthema mehr sein. Wenn Mütter am 25. November eine rosafarbene Rose vor die Kreißsaaltür legen, hinter der ihnen Gewalt angetan wurde, und eventuell noch einen Brief an die Klinik dazulegen, setzen sie damit ein Zeichen und brechen das Schweigen. Zunehmend werden auch die Medien darauf aufmerksam, dass Tausende von Frauen in den sozialen Netzwerken und am 25. November mit ihrer Teilnahme am Roses Revolution Day beginnen, die Gewalt anzuklagen.

Zur Verarbeitung der Traumatisierung ist es aber auch wichtig, dass Betroffene sich Hilfe holen, beispielsweise in Form einer Psychotherapie. Elisabeth Geisel rät, bei dem leisesten Verdacht, man hätte Probleme damit, die Geburt zu verarbeiten, nicht länger wertvolle Zeit zu verlieren, sondern sich Hilfe zu holen.[107]

Denn »Das Ende der Gewalt« bedeutet nicht nur, die systematische, tagtäglich stattfindende Gewalt abzuschaffen und künftige Gewalt in der Geburtshilfe zu verhindern. Es bedeutet auch für uns, für alle, die bereits Gewalterlebnisse während einer Geburt haben, dass wir das Erlebte verarbeiten, es öffentlich anklagen und letztlich unseren Frieden damit machen. Damit ist nicht gemeint, dass wir das Erlebte vergessen könnten. Aber es bedeutet, dass auch die Gewalt, die uns bereits widerfahren ist, irgendwann ein Ende für uns hat.

---

[107] Vgl. [wie Anm. 103], S. 202.

XI. Anhang

Ina May Gaskin beschreibt in ihrem Buch »Die selbstbestimmte Geburt« die Kriterien, die von der Coalition for Improving Maternity Services (CIMS) aufgeführt werden, um ein mütterfreundliches Krankenhaus zu beschreiben:

»Zehn Schritte zur mütterfreundlichen Schwangerenvorsorge und Geburtshilfe

Um von der CIMS als ‚mütterfreundlich' anerkannt zu werden, müssen Krankenhäuser, Geburtshäuser oder Hausgeburtsdienste unseren Prinzipien folgen und zehn Kriterien für eine mütterfreundliche Schwangerenvorsorge und Geburtshilfe erfüllen.

Ein mütterfreundliches Krankenhaus, Geburtshaus oder ein mütterfreundlicher Hausgeburtshebammenservice:

1. Bietet allen Gebärenden:
   - Freie Wahl eines Geburtsbegleiters, einschließlich Ehemann, Partner, Kinder, Familienangehörige und Freunde, sowie die Möglichkeit, dass diese Person ständig anwesend ist.
   - Die Möglichkeit einer kontinuierlichen emotionalen und körperlichen Unterstützung durch eine kompetente Geburtsbegleiterin, wie zum Beispiel eine Doula [...].
   - Professionelle Hebammenhilfe.

2. Liefert genaue Informationen und Statistiken über seine Geburtshilfemethoden einschließlich der Rate der durchgeführten Eingriffe und der Erfolgsquote.

3. Leistet kulturell kompetente Mutterschaftshilfe, das heißt, die Betreuung berücksichtigt den religiösen und ethnischen Hintergrund und die Werte und Sitten der Mutter.

4. Gibt der Gebärenden die Möglichkeit, herumzulaufen, sich zu bewegen und die Gebärhaltung ihrer Wahl während der Wehen und der Geburt einzunehmen (nur im Fall einer Komplikation wäre diese Haltung kontraindiziert), und lehnt die herkömmliche Rückenlage (mit hochgelegten Beinen) während der Entbindung ab.

5. Verfügt über klar definierte Standards und Verfahrensweisen hinsichtlich:

Der Zusammenarbeit und Kommunikation in der Zeit vor der Geburt mit anderen Schwangerenbetreuern, einschließlich der Kommunikation mit der ursprünglichen Hebamme, wenn ein Transport in eine andere Entbindungseinrichtung erforderlich sein sollte.

Der Überweisung der Mutter und des Babys an geeignete Beratungsangebote zu Geburtsvorbereitung, Nachsorge und Stillberatungsstellen.

6. Verwendet keine Routinemaßnahmen und Methoden, die nicht wissenschaftlich fundiert sind, wie:
- Schamrasur
- Einlauf
- Tropfinfusion
- Ess- und Trinkverbot
- Frühzeitige Eipolablösung
- CTG

Weitere Eingriffe werden nur eingeschränkt durchgeführt, wie folgt:
- Geburtseinleitungen bei 10 % und darunter;
- Dammschnittrate bei 20 % und darunter mit dem Ziel einer Rate von 5 % und darunter;

- Kaiserschnittrate von 10% und darunter in Krankenhäusern und 15% oder weniger in Kliniken, die für Hochrisikoentbindungen ausgerüstet sind;
- Rate der vaginalen Entbindungen nach Kaiserschnitt von 60% und darüber mit dem Ziel einer Rate von 75% und darüber.

7. Die Geburtshelfer werden in natürlichen Schmerzlinderungsmethoden geschult; der Einsatz von Analgetika und Anästhetika wird vermieden, wenn keine besondere Komplikation vorliegt.

8. Unterstützt alle Mütter und Familien, auch diejenigen mit kranken Babys oder Frühgeborenen oder Babys mit Geburtsschäden, in einem für sie realistischen Maß zu pflegen, zu stillen, zu tragen und Körperkontakt mit ihrem Baby zu haben.

9. Lehnt die nicht religiös begründete Beschneidung eines Neugeborenen ab.

10. Strebt danach, die Standards der WHO/UNICEF zur Förderung des erfolgreichen Stillens zu erfüllen (‚Ten Steps oft the Baby-Friendly Hospital Initiative')«[108]

---

[108] Ina May Gaskin: Die selbstbestimmte Geburt. Handbuch für werdende Eltern mit Erfahrungsberichten, 9. Aufl., München 2014, S. 328 f.

XII. Dank

Als Erstes möchte ich mich beim Tectum Verlag bedanken, für die Möglichkeit, dieses Buch zu veröffentlichen. Insbesondere danke ich den Lektorinnen, Dr. Sabine Manke und Christina Kruschwitz, und Ina Beneke, die mich so wunderbar jederzeit unterstützt haben. Darüber hinaus danke ich allen Müttern, (werdenden) Hebammen und dem Vater dafür, dass sie den Mut hatten, mit ihren Erfahrungsberichten zu diesem Buch beizutragen. Ohne sie hätte es dieses Buch nicht gegeben. Dr. Katharina Hartmann danke ich dafür, dass sie mir ihre Kenntnisse als Expertin für dieses Thema zur Verfügung gestellt, viele Literaturtipps gegeben und das Buch mit ihrem Vorwort bereichert hat.

Als Nächstes gilt mein Dank den Hebammen und Ärztinnen des St. Bernward Krankenhauses in Hildesheim, die die Geburt meiner Tochter im Jahr 2011 zu einem möglichst angenehmen Erlebnis gemacht haben, mir zugewandt, freundlich, verständnisvoll und fürsorglich waren und mir unangebrachte Interventionen erspart haben.

Kraftvoll unterstützt haben mich zudem mit kritischen Anmerkungen, wichtigen Hinweisen, großartigem Feedback oder einfach einem offenen Ohr und viel Verständnis zudem: Logan, Anika Werner, Katharina Pahl, Almut von Lienen und Lydia Lütgering. Ich danke euch! Für das »Rückenfreihalten« gilt mein Dank zudem meinen Eltern und Dr. Kolja Frey. Meiner Mutter danke ich darüber hinaus aus tiefstem Herzen, nicht nur weil sie mich geboren hat, sondern vor allem, weil sie mir Vorbild war und ist – als eine starke Frau, die Unrecht nicht unkommentiert lässt. Und meinen Kindern danke ich für ihre Liebe, ihr Verständnis und ihre Nachsicht.

XIII. Literaturverzeichnis

Anonymer Bericht einer Hebammenschülerin: Missverhältnis, in: Deutsche Hebammenzeitschrift 10/2006, S. 7.

AQUA-Institut für angewandte Qualitätsförderung und Forschung im Gesundheitswesen GmbH (Hg.): Bundesauswertung zum Erfassungsjahr 2013, 16/1 – Geburtshilfe, Qualitätsindikatoren.

Becker, Dagmar: Immer weniger Sonntagskinder – Warum die Geburten an Wochenenden deutlich zurückgehen, Jacobs University Bremen 2005, http://www.jacobs-university.de/drupal_lists/archives/press-releases/07477/index.html, Stand: 6.4.2015.

Brisch, Karl Heinz: Schwangerschaft und Geburt, Stuttgart 2013.

Bundesministerium für soziale Sicherheit und Generationen (Hg.): Gewaltbericht 2001. Gewalt in der Familie – Rückblick und neue Herausforderungen.

Diederichs, Paula: Ist es egal, wann und wie wir geboren werden? Über die emotionalen Auswirkungen der modernen Geburtspraktiken, Artikel im Rahmen des Fachtages zum Thema Kaiserschnitt, Berlin 2006.

FIGO Guidelines: Mother-baby friendly birthing facilities, in: International Journal of Gynecology and Obstetrics 128 (2015), S. 95–99.

Fischer, Cordula: Aufklären und ermutigen, in: Deutsche Hebammenzeitschrift 10/2006, S. 12–14.

Franke, Tara: Beschützt gebären, Deutsche Hebammenzeitschrift 5/2010.

Franke, Tara: »Das Schöne wurde mir genommen« – wie Gewalterfahrungen unter der Geburt sich auf Bonding und Stillen auswirken, Kongressband 6. Dt. Still- und Laktationskongress in Göppingen November 2007.

Franke, Tara: Kristellern vertikal, in: Deutsche Hebammenzeitschrift 2/2007.

Franke, Tara: Traumasensible Hebammenschülerinnen, 2010, http://www.hebammenhandwerk.de/Traumasensible_Hebammenschulerinnen_DHZ_0910.pdf, Stand: 7.4.2015.

Galtung, Johan: Strukturelle Gewalt. Beiträge zur Friedens- und Konfliktforschung, Reinbek bei Hamburg 1975.

Gaskin, Ina May: Die selbstbestimmte Geburt. Handbuch für werdende Eltern mit Erfahrungsberichten, 9. Aufl., München 2014.

Geisel, Elisabeth: Tränen nach der Geburt. Wie depressive Stimmungen bewältigt werden können, München 1997.

Geist, Christine; Harder, Ulrike; Stiefel, Andrea: Hebammenkunde – Lehrbuch für Schwangerschaft, Geburt, Wochenbett und Beruf, Stuttgart 2013.

Gesellschaft für Qualität in der außerklinischen Geburtshilfe e. V. (Hg.): Qualitätsbericht 2013 Außerklinische Geburtshilfe in Deutschland.

Immer weniger Sonntagskinder durch Kaiserschnitte, in: Hamburger Morgenpost, 26.9.2007, http://www.mopo.de/news/gesundheit-immer-we niger-sonntagskinder-durch-kaiserschnitte,5066732,5596070.html, Stand: 6.4.2015.

Inglis, Christian u. a.: Childbirth Trauma and Fathers Mental Health, http:// research.usc.edu.au/vital/access/manager/Repository/usc:14406?exact =sm_creator%3A"Reed%2C+R", Stand: 7.6.2015.

Kirchner, Simone: Was in unserer Macht steht, in: Deutsche Hebammenzeitschrift 10/2006, S. 16–19.

Labhart, Susan: Der Kristeller-Handgriff – Nur mit der korrekten Technik, in: Hebamme.ch 3/2006, http://www.hebamme.ch/x_data/heft_pdf/ 2006-03-04.pdf, Stand: 7.4.2015.

Lights, Zion: It's time to start recognising birth rape, Huffpost Lifestyle 19.11.2012,http://www.huffingtonpost.co.uk/zionlights/birth-rape_ b_2155384.html, Stand: 6.4.2015.

Raine A., Brennan P., Mednick S.A.: Birth complications combined with early maternal rejection at age 1 year predispose to violent crime at age 18 years. Archives of General Psychiatry. 1994; 51: 983–988.

Ratajczak, Thomas: Die soziokulturelle Dimension des Behandlungsstandards, in: Arbeitsgemeinschaft Rechtsanwälte im Medizinrecht e. V. (Hg.): Globalisierung in der Medizin: Der Einbruch der Kulturen in das deutsche Gesundheitswesen, Berlin 2005.

Sahib, Tanja: Es ist vorbei – ich weiß es nur noch nicht. Bewältigung traumatischer Geburtserfahrungen, 2013.

XIII. Literaturverzeichnis

Schwarz, Clarissa M. und Schücking, Beate A.: Adieu, normale Geburt? Ergebnisse eines Forschungsprojekts, in: Dr. med. Mabuse Nr. 148, März/April 2004.
Statistisches Bundesamt, https://www.destatis.de/DE/ZahlenFakten/GesellschaftStaat/Gesundheit/Krankenhaeuser/Entbindungen_Presse.html, Stand: 7.6.2015.
Swalve-Bordeaux, Swana: Gendergesundheit: Geburtshilfe unberücksichtigt, in: Deutsches Ärzteblatt 2014, http://www.aerzteblatt.de/archiv/15 9951/Gendergesundheit-Geburtshilfe-unberuecksichtigt, Stand: 18.05.2015.
Tomaselli, Sandra: Kristellern – ein Handgriff mit Folgen, in: Deutsche Hebammenzeitschrift 10/2006, S. 20–24.
Wagner, Marsden: Fische können das Wasser nicht sehen – Die Notwendigkeit einer Humanisierung der Geburt, in: Beate A. Schücking (Hg.): Selbstbestimmung der Frau in Gynäkologie und Geburtshilfe, Frauengesundheit Band 3, Osnabrück 2003.
Homepage der WHO (World Health Organization), Artikel »Prevention and elimination of disrespect and abuse during childbirth«, http://www.who.int/reproductivehealth/topics/maternal_perinatal/statement-childbirth/en/, Stand: 7.6.2015.
Wolber, Edith: Facetten der Gewalt in der geburtshilflichen Arbeit, in: WHO: Bund deutscher Hebammen u. a. (Hg.): Sichere Mutterschaft. Betreuung der normalen Geburt. Ein praktischer Leitfaden, 2002.
Zimmerman, Jennifer: What feminists should know about birth rape, 29.11.2010, http:www.birthactivist.com/2010/11/what-feminists-should-know-about-birth-rape/, Stand: 6.4.2015.

XIV. Serviceteil

Weitere Informationen

http://www.humanrightsinchildbirth.org/
25. November: globaler Tag gegen Gewalt in der Geburtshilfe (Roses Revolution)
https://www.facebook.com/pages/Roses-Revolution-Deutschland/570332356372331
https://www.facebook.com/events/182070618652570/

Beratung und psychologische Unterstützung (nach PLZ)

Katrin Müller
Heilpraktikerin
Neue Schönhauserstr. 16
10178 Berlin
Homepage: www.koerperlernen.info
E-Mail: koerperlernen@web.de
Tel.: 01 79-1 47 10 16
Behandlung von Müttern und Babys nach als traumatisch erfahrener Geburt und nach einem Kaiserschnitt

Tanja Sahib
Dipl.-Psychologin, Traumatherapeutin
Beratungsstelle Familienzelt
Schönfließerstraße 17
10439 Berlin
Homepage: www.familienzelt-berlin.de
E-Mail: tanja.sahib@familienzelt-berlin.de
Tel.: 0 30-3 22 30 71
Gruppe für Frauen nach einer traumatischen Geburt; Autorin von »Es ist vorbei – ich weiß es nur nicht. Bewältigung traumatischer Geburtserfahrungen.« (ISBN 978-3-8482-6792-7)

Mascha Grieschat
Pädagogin, Doula
Hamburg
Homepage: www.gerechte-geburt.de/gäste-hilfeangebot/kontakt/
Informationen, Meldestelle für Gewalt in der Geburtshilfe

Maria Milizia
Heilpraktikerin und Physiotherapeutin
Birkenweg 2
22941 Bargteheide
Homepage: www.milizia.de
Entstörung der Kaiserschnittnarbe, Einzelbehandlung nach traumatisch erlebtem Kaiserschnitt

Vera Beier
Heilpraktikerin (Psychotherapie), Kinderkrankenschwester
AWO-Beratungszentrum
Oldaustraße 32
38518 Gifhorn
E-Mail: beratungszentrum-gf@awo-bs.de
Tel.: 0 53 71-72 47 41
Beratung nach Geburtstrauma, Kaiserschnittgruppe

Almuth Podola
Dipl.-Sozialpädagogin, Familientherapeutin
Düsseldorf
Homepage: www.almuth-podola.de
E-Mail: almuth@podola.de
Beratung nach traumatischer Geburt

Britta Steinbach
Heilpraktikerin
Therapieorte Bochum und Olfen
Homepage: www.positive-heilimpulse.de
E-Mail: mail@positive-heilimpulse.de
Tel.: 0 23 24-3 44 22 92 und 01 71-8 71 07 86
Einzelberatung nach traumatischen Geburtserlebnissen

XIV. Serviceteil

Ulrike Michel
freiberufliche Hebamme, Traumafachberaterin
Ibbenbürener Str. 49
49545 Tecklenburg
Homepage: www.uli-michel.de
E-Mail: u.michel@uli-michel.de
Tel.: 0 54 82-5 09 98 08
Begleitung nach traumatisch erlebter Geburt

Renate Kellendonk
Dipl. Sozialpädagogin, Heilpraktikerin (Psychotherapie)
Schwerinstraße 13
50733 Köln
Homepage: www.renate-kellendonk.de
E-Mail: info@renate-kellendonk.de
Tel.: 02 21-7 32 96 90
Einzel- und Paarberatung für Frauen nach traumatischer Geburt, körperpsychotherapeutische Krisenbegleitung

Nicole Ebrecht-Fuß
Sexualpädagogin & Familienbegleiterin, Beraterin Geburtstrauma-Begleitung
Körnerstraße 20
50823 Köln
Homepage: www.winyan.de
E-Mail: info@winyan.de
Tel.: 0 15 73-4 40 63 94
Einzelberatung und Gruppenangebote für Frauen, Männer und Paare nach traumatischen Geburtserlebnissen, begleitete Selbsthilfegruppe für Frauen nach Kaiserschnitt und traumatisch erlebter Geburt
Siehe auch: www.koelner-geburts-tag.de

Kola B. Brönner
Heilpraktikerin (Psychotherapie)
Eupener Straße 181
52066 Aachen
Homepage: www.lahar.de
E-Mail: info@lahar.de
Tel.: 02 41-6 11 15
Begleitung nach traumatischer Geburt

Silke Singer
Hebamme
Raunstraße 83
61209 Echzell
Homepage: www.silkesinger.de
E-Mail: hebamme@silkesinger.de
Tel.: 01 72-7 61 67 64 und 0 60 35-9 68 77 30
Einzelbehandlung von Müttern und Babys nach Kaiserschnitt oder traumatischer Geburtserfahrung

Birgit Arnold
Krankenschwester, Familienbegleiterin
Familientreffpunkt-Wonneproppen
Bachstraße 6a
63607 Wächtersbach
Homepage: www.familientreffpunkt-wonneproppen.de
E-Mail: birgit@familientreffpunkt-wonneproppen.de
Tel.: 0 60 54-9 09 08 05
Beratung nach belastender Geburt, Kaiserschnittgruppe

Thomas Frister
Heilpraktiker (Psychotherapie), Traumatherapeut
Böckinger Straße 21
70437 Stuttgart
Homepage: www.einreden.de
E-Mail: infos@einreden.de
Tel.: 07 11-8104872
Psychotherapie für Mütter/Väter nach traumatischer Geburt

Anke Eyrich
Dipl. Sozialpädagogin (FH), Geburtsvorbereiterin (GfG), Ausbildung in Baby- und Körpertherapie
Die Wiege. Familie werden – Familie sein
Lichtensteinweg 19
72172 Sulz-Kastell
Homepage: www.diewiege-sulz.de
E-Mail: anke@diewiege-sulz.de
Telefon: 0 74 54-9 23 29
Beratung nach belastender Geburt oder Traumatisierung durch die Geburt; Beratung von Familien mit einem Baby, das viel weint

Sophia von Hofacker
Heilpraktikerin
Clemensstrasse 24
80804 München-Schwabing
oder
Frauenberg 11
84036 Landshut
Homepage: www.hp-vonhofacker.de
E-Mail: sophia.vonhofacker@gmx.de
Tel.: 0 89-95 40 93 68
Traumatherapie für Baby, Mutter und Familie nach traumatisch erlebter Geburt

Kathrin Rohrhuber
Heilpraktikerin für Babys, Kinder und Erwachsene
Meindlstraße 19/I
81373 München
Tel.: 0 89-76 86 92
Craniosacrale Geburtstherapie, Fortbildungen

Laura Waldschütz
Heilpraktikerin
Praxis für Körpertherapie
Petersenstraße 3f
81477 München-Solln
Homepage: www.koerper-therapie-muenchen.de
Begleitung von Müttern, Vätern vor/nach Kaiserschnitt und traumatischer Geburt

Daniela Spitzlsperger-Meckl
Heilpraktikerin (Psychotherapie), Traumatherapeutin
Vintlweg 7
93053 Regensburg
Homepage: www.paartherapie-info.com
E-Mail: Daniela.Spitzlsperger@paartherapie-info.com
Beratung und Therapie für Frauen und Paare nach traumatisch erlebter Geburt

Gabriele Mayr
Heilpraktikerin
Obere Regenstr. 21
93059 Regensburg

Homepage: www.praxis-stangl-mayr.de
E-Mail: kontakt@praxis-stangl-mayr.de
Tel.: 09 41-4 09 99 22

Einzelbehandlung für Mütter, Väter und Babys nach traumatisch erlebter Geburt und Kaiserschnitt sowie Workshops für Frauen nach Kaiserschnitt

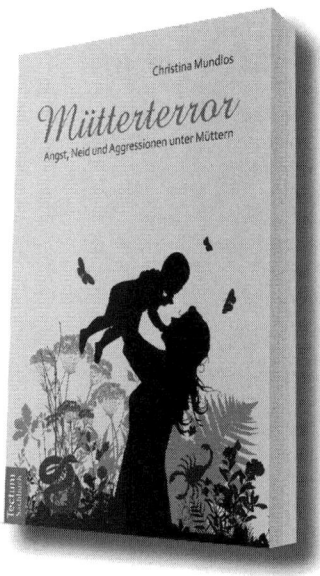

Christina Mundlos

Mütterterror

Angst, Neid und Aggressionen unter Müttern

2., erweiterte Auflage

2013, 216 Seiten
Klappenbroschur
19,90 € [D] / 20,60 € [A]
ISBN 978-3-8288-2968-8

Mütter haben ein schlechtes Gewissen. Denn Mütter leben in der Angst, keine gute Mutter zu sein, in der Erziehung der lieben Kleinen etwas falsch zu machen oder gar für eine »Rabenmutter« gehalten zu werden. Sobald eine Frau Mutter wird, scheint die ganze Welt ein Anrecht darauf zu haben, sie zu kritisieren und zu bevormunden. Und von wem kommt dabei die heftigste Kritik, meist noch im Gewand gutgemeinter Ratschläge? Von den Müttern selbst! Einerseits wird Müttern ein Expertinnen-Status in Erziehungsangelegenheiten zugewiesen, andererseits werden sie unablässig mit Ratschlägen und Besserwisserei überhäuft.

Christina Mundlos beleuchtet die historischen, sozialen, politischen und psychologischen Hintergründe dieses Mütterterrors. Anhand zahlreicher Beispiele, zeigt sie wo der Mütterterror stattfindet, warum sich Mütter gegenseitig fertig machen, wie man sich ihm entziehen kann und warum Kristina Schröders Familienpolitik den Mütterterror letztlich anheizen wird. Ihre Forderung: Mütter müssen sich von dem traditionellen, frauenverachtenden Mutterbild emanzipieren und sich mehr als Interessengemeinschaft begreifen. Nur so können sie ihre gemeinsamen Ziele in Partnerschaft und Politik verwirklichen und das gesellschaftliche Mutterbild verändern (nicht zuletzt zum Wohl der Kinder).

Christina Mundlos arbeitete von 2009 bis Oktober 2014 im Gleichstellungsbüro der Universität Hannover und leitete dort zuletzt das Familienservicebüro. Seit November 2014 ist sie als freiberufliche Autorin tätig. Mundlos hat zwei Kinder und lebt in Hannover..

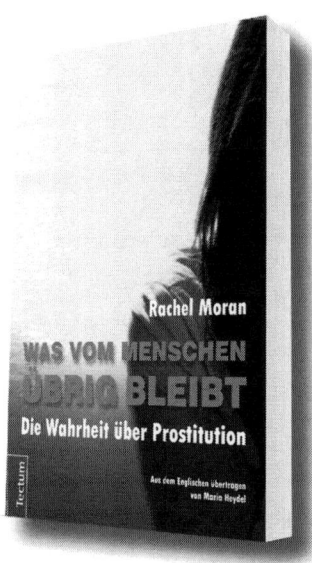

Rachel Moran

Was vom Menschen übrig bleibt

Die Wahrheit über Prostitution

2015, 380 Seiten
Klappenbroschur
17,95 € [D] / 18,50 € [A]
ISBN 978-3-8288-3458-3

Die irische Autorin Rachel Moran tritt an gegen das Prostitutionsestablishment. Ihr brillanter und international hochgelobter Bericht, der nun erstmalig in deutscher Sprache vorliegt, entlarvt die romantisierenden Vorstellungen von der »selbstbestimmten Hure«. Er wendet sich gegen eine Scheinliberalität in der Prostitutionsgesetzgebung, die es unmöglich macht, Frauen vor dem Weg in ein ausbeuterisches »Gewerbe« effektiv zu schützen.

Moran weiß aus eigenem Erleben, wovon sie spricht. Als obdachlose Heranwachsende geriet sie in den Strudel der Prostitution und konnte sich erst sieben Jahre später aus eigener Kraft daraus befreien. Als Überlebende ist sie dieser Parallelwelt entkommen und liefert uns in ihrem Buch nun Innenansichten einer zerstörerischen Lebensweise. Mit den sensiblen Einsichten einer Betroffenen und der virtuosen Sprachmächtigkeit der geschulten Journalistin führt sie in die Gesetzmäßigkeiten einer Tabuzone ein, aus der keine Frau unbeschadet zurückkehrt. Moran befragt nicht nur ihren eigenen Weg in die Prostitution und ihre Erfahrungen als Prostituierte. Sie nimmt dieses Feld als Ganzes in den Blick, seine offenen und verdeckten Mechanismen der Abwertung und der Gewalt. Ihr Bericht macht deutlich: Der Handel mit Frauenkörpern ist ein Verstoß gegen die Menschenwürde und eine Form des sexuellen Missbrauchs. Und: Die öffentliche Debatte über Prostitution wird in Zukunft anders geführt werden müssen..

Rachel Moran (Jg. 1976) wuchs in Dublin auf. Seit ihrem Ausstieg aus der Prostitution engagiert sie sich als Bloggerin, Referentin, Autorin und Europa-Koordinatorin von SPACE (Survivors of Prostitution-Abuse Calling for Enlightenment) auf internationaler Ebene gegen die Verharmlosung und Legalisierung von Prostitution.

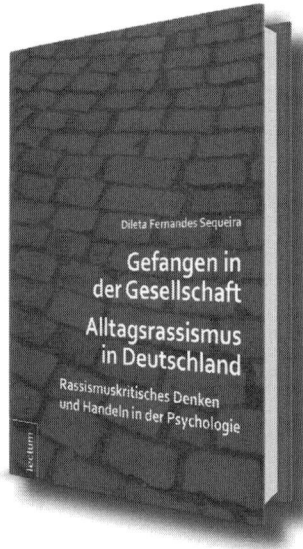

Dileta Fernandes Sequeira

Gefangen in der Gesellschaft – Alltagsrassismus in Deutschland

Rassismuskritisches Denken und Handeln in der Psychologie

2015, 596 Seiten
Hardcover
29,95 € [D] / 30,80 € [A]
ISBN 978-3-8288-3537-5

Dieses Kompendium liefert die erste ausführliche Beschäftigung mit den psychologischen Folgen von Alltagsrassismus in Deutschland. Die Psychologin Dileta Sequeira hat sich mit den traumatisierenden Folgen rassistischer Gewalt beschäftigt und zeigt an zahlreichen Beispielen, was dies für ihr Fachgebiet bedeutet.

Denn Rassismus fordert Therapeuten im Kern ihrer Tätigkeit heraus. Menschen, die Rassismus erleben, erfahren diese durch Personen, auf die sie im Alltag angewiesen sind. Betroffene können sich diesem nicht entziehen – nicht einmal im Rahmen der psychologischen Institutionen, in denen sie nach Hilfe suchen. Eine rassismuskritische therapeutische oder pädagogische Praxis muss deswegen ganz eigene Strategien im Umgang mit diskriminierenden Strukturen und individuellen Rassismuserfahrungen entwickeln.

In diesem Zusammenhang entwickelt Sequeira Lösungsansätze, die auf die Ermächtigung der Betroffenen und gesellschaftliche Veränderungen gleichermaßen zielen.

Dileta Sequeira ist seit 1987 als Psychologin und Therapeutin tätig. Sie ist Trainerin für »Rassismuskritisches Denken und Handeln« und bietet Vorträge, Seminare, Beratung und Supervision zu diesem Themenbereich an.